Dr VEYRIÈRES et R. HUERRE

TRAITEMENT EXTERNE

DES

DERMATOSES

NOTES DE THÉRAPEUTIQUE
ET DE MATIÈRE MÉDICALE

PRÉFACE DU Dr L. BROCQ

MASSON ET Cie, ÉDITEURS

LIBRAIRES DE L'ACADÉMIE DE MÉDECINE

120, Boulevard Saint-Germain, PARIS (VIe)

1924

TRAITEMENT EXTERNE

DES

DERMATOSES

TRAITEMENT EXTERNE

DES

DERMATOSES

NOTES DE THÉRAPEUTIQUE
ET DE MATIÈRE MÉDICALE

par

Dr VEYRIÈRES

et

R. HUERRE

Docteur ès Sciences
Membre de la Société de Pharmacie de Paris

PRÉFACE DU Dr L. BROCQ

MASSON ET Cie, ÉDITEURS
LIBRAIRES DE L'ACADÉMIE DE MÉDECINE
120, Boulevard Saint-Germain, PARIS (VIe)
1924

PRÉFACE

Parvenu au terme d'une très longue et très active
pratique médicale, ayant fréquenté assidûment
pendant plusieurs mois chaque année les divers
services de l'hôpital Saint-Louis, et, par suite, fort
d'une expérience consommée, mon excellent ami
Veyrières s'est enfin décidé à faire connaître au
grand public ses idées sur le traitement externe
des dermatoses. Pour se mettre à l'abri de toute
erreur de matière médicale, il s'est adjoint un
collaborateur des plus compétents, M. Huerre, docteur ès sciences, dont tous les dermatologistes connaissent les travaux.

Le traitement externe des dermatoses ! Voilà un
mot qui n'est plus guère en honneur auprès de certains de nos dermatologistes. Ce n'est certes pas que
je trouve mauvais tout bouleversement de la thérapeutique. En science, comme en beaucoup
d'autres matières, les excès ont souvent du bon. Ils
permettent d'élucider certains côtés des questions,
et provoquent des réactions qui, à leur tour, exa-
gérant certains autres côtés, aboutissent, elles aussi,
à quelques progrès.

Mais ce n'est pas dans ces extrêmes qu'est la

vérité, et le praticien, lui, demande à connaître autant que possible la juste mesure, pour ne pas commettre trop d'erreurs dans sa clientèle.

Nous savons, depuis longtemps, que certaines dermatoses peuvent guérir par la seule évolution normale de la maladie, par les transformations successives que subit l'organisme au fur et à mesure que l'on avance dans la vie, par l'hygiène, par le changement de milieu, parfois aussi par certains médicaments.

Que l'on cherche de nouveau, et avec ardeur, à perfectionner nos moyens d'action sur les dermatoses par des médications internes déjà connues, que l'on s'efforce d'en découvrir de nouvelles, rien de mieux! Mais que l'on s'appuie sur quelques heureux résultats, intéressants à coup sûr, mais encore incertains, pour considérer dès maintenant que les soins locaux sont complètement inutiles dans les affections cutanées, voilà ce que nous ne pouvons pas, *ce que nous ne devons pas admettre*, nous qui, depuis plus de quarante-deux ans, nous occupons exclusivement de ces maladies.

Qu'on ne perde pas de vue que nous avons été obligé, au début de notre carrière, de rompre des lances en faveur de l'utilité du traitement général dans les dermatoses, traitement général que l'école viennoise d'alors déclarait être parfaitement inutile dans l'immense majorité des cas. N'oublions pas que la médecine, dite scientifique *et positiviste* d'alors, nous couvrait de sarcasmes et nous reprochait, âprement, toutes nos pratiques périmées, pour ne pas dire charlatanesques, de traitement interne.

alors que, par des statistiques impressionnantes, elle démontrait au monde médical qu'elle guérissait toutes ou presque toutes les maladies de la peau par le traitement local.

Le livre de MM. Veyrières et Huerre vient donc à son heure. Je dis plus, il était nécessaire. Mais il ne faut pas s'attendre à y trouver un résumé complet du traitement local des dermatoses, une compilation et une répétition de tout ce qui a été déjà publié.

Certes, ce qui lui manque le moins, c'est l'originalité. Il abonde en vues nouvelles, et cela ne surprendra guère ceux qui connaissent intimement notre excellent ami et qui ont pu apprécier son esprit éminemment critique et frondeur.

Il donne, dans cet ouvrage, le résumé de toutes ses recherches restées jusqu'ici inédites, du moins pour la plupart, sur les bains, les caustiques, les antiseptiques cutanés, sur ses deux topiques de prédilection : le nitrate d'argent et l'huile de cade, les excipients, etc.

Mais que de lacunes ! Les auteurs le reconnaissent d'ailleurs eux-mêmes, de la meilleure grâce du monde, dans leur introduction. C'est ainsi que, comme agents physiques de traitement local, ils ne parlent guère, en dehors des bains et de l'hydrothérapie, que de la douche filiforme, introduite dans la thérapeutique dermatologique par le D#r# Veyrières, qui est inconstestablement le père de ce merveilleux moyen d'action.

Mais j'aurais mauvaise grâce à insister sur les côtés faibles de cet ouvrage, alors que les auteurs eux-mêmes ont pris la peine de les signaler. Je ne saurais trop répéter qu'il est tout particulièrement original et du plus grand intérêt pour les dermatologistes et les praticiens, qui y trouveront de précieux renseignements et d'excellentes formules longuement étudiées.

Il leur sera d'une très grande utilité pour mener à bien cette œuvre si délicate, si difficile à accomplir, qui s'appelle le traitement externe des dermatoses.

N'aurait-il pas la valeur que je suis heureux de lui reconnaître, que je l'aurais quand même « préfacé » avec plaisir, car ceux qui, comme moi, ont pu pénétrer dans l'intimité du Dr Veyrières, savent seuls que ce critique impitoyable, ce contempteur impénitent de toutes nos petites vanités médicales, est en réalité l'ami le plus sûr, le plus dévoué, le plus affectueux qui existe, et je lui serai toujours profondément reconnaissant des preuves qu'il m'en a donné.

L. BROCQ,
*Médecin honoraire
de l'Hôpital Saint-Louis.*

TRAITEMENT EXTERNE
DES DERMATOSES

INTRODUCTION

Au moment de la plus brillante période de l'école de Vienne, nos maîtres de Saint-Louis lui reprochaient de ne soigner que la lésion, en se désintéressant vraiment trop des troubles de l'état général, qui étaient pourtant à la base de la manifestation externe. De ce temps-là, Bazin achevait sa vie dans l'appartement de la rue Meslay ; et si son enseignement était déjà très discuté, sa trace était loin d'être effacée, et Saint-Louis continuait à s'occuper de l'état général : mais il s'occupait aussi de la lésion, de ces menus détails que l'œil de Vidal voyait si bien : tous les malades étaient pansés avec soin et Saint-Louis donnait le jour à plusieurs méthodes de traitement externe.

On y pensait bien qu'on ne pouvait espérer guérir réellement le malade que par le régime (auquel même on ajoutait une importance exagérée, nous le pensions déjà), et par la médication interne ; mais on savait que la cure externe donnait des résultats plus rapides, et que, si elle ne guérissait pas le malade, elle le soulageait toujours, ce que ne faisait ni aussi vite ni aussi sûrement le traitement interne. On prenait à la tradition française ce qu'on en savait bon, et à Vienne tout ce qu'on croyait devoir y prendre.

Produit de cette époque, nous avons toujours condamné nos clients à faire du traitement interne en même temps que nous les pansions ; et il nous reste la naïveté de croire que ce traitement a été utile souvent : qu'il nous a peut être permis de modifier chez des enfants les qualités de peau qu'ils avaient apportées en naissant. Mais, si nous avions demandé l'opinion de nos malades, tous auraient donné l'importance première aux traitements externes parce que, s'ils n'avaient pas guéri, ils avaient soulagé rapidement.

Aujourd'hui, plus encore qu'à ce moment, on cherche à guérir la maladie ou la lésion par le traitement interne, mais le traitement externe semble vraiment plus négligé qu'il ne devrait l'être.

On fait bien encore l'ordonnance, car il faut la faire, mais, trop souvent elle semble faite sans la foi, sans avoir été pensée. On sent la formule équation, la formule copiée dans le manuel, et, trop souvent, cette formule n'a pas plus été pensée par l'auteur du manuel que par le transcripteur. Elle constitue une véritable macédoine dans laquelle on ne voit pas la substance qui a l'indication réelle : bien heureux quand, pour y mettre des éléments variés, on n'y a pas introduit d'indiscutables incompatibilités chimiques, sans s'inquiéter du sourire qu'elles provoqueront chez le pharmacien.

A ce quasi abandon du traitement externe, il y a, ce me semble, plusieurs raisons.

Le médecin, qui se reconnaît assez de valeur pour faire autre chose, n'accepte pas volontiers de descendre au rôle de panseur même expérimenté ; il aime mieux demander la guérison de son malade à la plus savante physique, ou à la plus mystérieuse physiologie. Sans y songer, il en revient aux vieux troubles des humeurs ou aux presque aussi vieilles diathèses.

Et comme diathèse, c'est à la seule syphilis qu'on pense; et toute dermatose en arrive à n'être plus que la manifestation d'une syphilis atténuée par des passages successifs, syphilis de la N^e génération. Du temps des bonnes vieilles diathèses, on n'allait pas aussi loin; si on soutenait qu'elles imprimaient leur cachet sur toutes les manifestations morbides, on conservait pourtant une existence propre à ces manifestations; et si on avait vu chez un spécifique un eczéma amélioré plus vite grâce au mercure, on aurait dit : action sur la diathèse ; mais on n'en aurait pas conclu que cet eczéma était de nature syphilitique.

Les humeurs ! bien plus vieilles que les diathèses. Evidement les instruments manquaient pour mesurer la floculence et voir la danse en rond des micelles! Les aurait-on vues qu'on se serait demandé si floculence ou danse étaient bien la cause de l'éruption ou simplement un symptôme surajouté dépendant du trouble de l'état général qui était à la base de la dermatose.

Nous avons vu la fin de l'école de Bazin, nous avons vu le cours complet de nos deux autres grandes écoles ; qu'est-il resté de leurs évangiles ? mais soufre, goudron, etc., existent toujours.

A négliger le traitement externe, on a trouvé, comme autre prétexte, qu'il est souvent décevant. Il nous semble qu'à ce point de vue le traitement interne ne gagnerait rien à la comparaison. Décevant, il l'est peut-être parfois par la faute de celui qui le dirige. Bien dirigé, il donne *toujours* au moins une amélioration.

Le troisième motif probable, c'est que le médecin a une connaissance bien trop imparfaite de la pharmacologie et de la matière médicale : on ne les a jamais enseignées sérieusement aux étudiants ; et quand le praticien veut remédier à ces lacunes, il a, à le faire, la peine que nous avons eue : nous n'avons pas rencontré le livre de matière médicale dermatologique, ce qui nous a décidé à essayer de composer un Précis.

Ce Précis, un médecin praticien ne pouvait pas le réussir seul. Il lui aurait fallu l'aide de l'histologiste et du batériologiste, et, à coup sûr, il fallait la collaboration du médecin et du pharmacien. De ce convaincu, nous avons demandé, dès le premier jour, à M. Huerre, de corriger nos articles, et quand il a bien voulu s'intéresser encore plus à notre tentative et joindre sa signature à la nôtre, nous en avons été très heureux. Nous savons maintenant que ce qui sera pharmacologie, matière médicale ou chimie, ne sera pas attaquable.

Nous serons volontairement incomplet, c'est probable : mais, de parti pris, nous n'étudierons que peu de substances : celles qui ont fourni la démonstration de leur utilité. Bazin a dit, il y a longtemps : « Le médicament a peut-être moins d'importance que le mode d'emploi. » Nous parlerons des médications et nous donnerons quelques formules : pas de formules médicales, des formules pharmacologiques, pour qu'on ne voie plus, au moins, de pommades qui coulent à la température ordinaire.

On nous reprochera, nous nous y attendons, notre absence trop fréquente de dogmatisme et l'emploi immodéré des points d'interrogation. Mais nous n'avons eu ni la prétention de faire un travail didactique, ni surtout celle de croire que nous mettions le point final à n'importe quelle question. Où se devinent, du reste, le plus de points d'interrogation, c'est dans ce que nous avons extrait de certains livres dits classiques.

En médecine, en thérapeutique, même en thérapeutique externe, on est bien obligé de s'en tenir souvent au doute, ou du moins à l'à peu près. Les questions de thérapeutique ne se résolvent pas en équations, et sous forme d'équations, elles seraient à de multiples inconnues. Et nos incertitudes sur les indications et sur l'interprétation des résultats ne diminueront que le jour où batériologistes et histologistes, imitant d'ailleurs les chimistes, voudront bien abaisser leur science jusqu'à étudier l'action de chacune de nos applications.

A nous relire, nous reconnaissons pourtant, qu'au chapitre des parasiticides, nous nous sommes laissé parfois trop emporter par la folle du logis et avons mêlé trop souvent ce qui nous paraît certain à ce qui n'est encore que du programme.

On nous reprochera sûrement aussi de n'être pas assez classique et d'être même, peut-être, un peu trop révolutionnaire. J'estime que ni le culte des ancêtres, ni le respect le plus absolu pour les maîtres, n'oblige à toujours recopier et à taire ce que l'on pense personnellement, sauf, bien entendu, à ne pas s'étonner de voir chacun conserver et exercer son droit de critique.

Pendant tout près de trente-cinq ans, j'ai suivi, à peu près régulièrement, mon excellent ami Brocq dans les divers services qu'il a eus : c'est à lui surtout que je dois d'être devenu, à la longue, un soigneur dermatologique à peu près acceptable. Mais que de fois nous avons discuté, au moins thérapeutique !

Thibierge, Darier, Hudelo, m'ont ouvert toujours tout grands, tout amicalement, leurs services (et quand je dis leurs services, je ne parle pas seulement de ceux de Saint-Louis. Les bons souvenirs vont surtout à ceux des plus jeunes années, à ceux de Larochefoucault, de la Pitié ou de Broca). Dans tous leurs services, les amis de bien longtemps, devenus les maîtres de la dermatologie, m'ont toujours autorisé le franc penser et même le franc parler. S'ils nous font l'honneur de nous lire, ils vont retrouver ici ce qu'ils ont vu dans leurs services : une certaine tournure d'esprit ne disparaît jamais. Mais qu'ils y trouvent surtout le souvenir de ces si bonnes matinées d'hôpital dont, jusqu'à la fin, je leur resterai tout reconnaissant.

Cet *introït* est de moi, de moi seul. A partir de cette ligne, nous sommes deux : mais si nos opinions paraissent parfois trop discutables, je crois bien que ce sera ma tournure d'esprit, la mienne, qu'il faudra en rendre responsable.

Mon intention, ma prétention première était de faire un précis, un court manuel de matière médicale spéciale et de thérapeutique dermatologique externe : je me suis bien vite aperçu que faire un véritable précis n'était pas de ma compétence et qu'un livre didactique était vraiment bien difficile à charpenter. Nous donnerons donc seulement une série de chapitres qui contiendront bien à peu près tout ce que nous savons, mais qui seront bien insuffisamment, bien maladroitement reliés entre eux. Et cette composition par chapitre amènera de ridicules redites que quelqu'un d'expérimenté aurait évitées. Les redites des formules trouveront circonstances atténuantes dans l'inédit ·de pas mal d'entre elles et dans l'utilité pratique de presque toutes : pour les autres, humblement, nous plaidons coupable.

VEYRIÈRES.

Paris, mars 1923.

———————

A coup sûr, toutes les dermatoses ne sont pas d'origine parasitaire, mais la liste de celles pour lesquelles cette origine est peu probable se raccourcit tous les jours. Nous avons vu, ces années-ci, enlever à l'eczéma tel qu'on le comprenait il n'y a pas encore longtemps, aux eczématides, l'eczéma marginé, l'intertrigo, les épidermo-streptococcies, les épidermites à levures, etc., etc. On a même prétendu dernièrement que les grandes erythrodermies exfoliatrices étaient fonction d'infections de surface ; cette opinion ne pouvait qu'étonner les vieux cliniciens, et pourtant le pemphigus subaigu à bulles extensives de Brocq faisait bien déjà penser à une infection de surface. Si à cette liste on ajoute les microspories, les leischmanioses, les tripanosoniases et peut-être la séborrhée, on voit qu'il ne reste guère, comme dermatoses dont l'origine parasitaire n'est pas démontrée, que celles dont Brocq a pu faire sa classe des réactions cutanées.

Mais si ces dernières dermatoses ne sont pas d'origine parasitaire, toutes, sauf le psoriasis, sont bientôt le siège d'infections surajoutées. On se rappelle qu'il a fallu la réputation de technicien impeccable qu'a Veillon pour faire accepter, tant son infection est rapide, que la vésicule de l'eczéma véritable est primitivement amicrobienne. Toutes les parakératoses ne s'eczématisent que parce que infectées ; les érythèmes intertrigineux le sont bien souvent ; la séborrhée l'est toujours, que le micro-bacille en soit la cause première ou qu'un terrain dit séborrhéique lui ait préparé sa couche.

Dans la plupart des dermatoses, le parasite est extérieur, n'évolue qu'au niveau du tégument ; mais pour certaines, au contraire, la lésion cutanée est la signature d'une infection générale comme c'est le cas pour les léprides, les syphilides, les tuberculides, le pemphygus aigu, grave, etc.

L'importance qu'a, en dermatologie, le parasite nous engage à donner à la médication anti-parasitaire la place d'honneur. Tous les grands médicaments dermatologiques, du reste, joignent à leur action locale modificatrice une action parasiticide : tantôt une action parasiticide générale, tantôt une action plus spécialement énergique vis-à-vis de certains organismes déterminés.

Nous ne nous occuperons que des applications externes possibles, mais nous n'oublierons pas que si l'infection nécessite le développement de la graine, cette graine ne se développe bien, n'a une évolution complète, que si elle rencontre un état spécial du terrain, favorisant son développement. En nombreux cas, la médication antiparasitaire générale devra viser à stériliser le terrain comme le font les auto ou les hétéro-vaccinations, comme le ferait, préventivement dit-on, l'emploi du bismuth.

Nous avons rencontré un jour (où, nous ne le savons plus) une classification qui divisait en trois groupes les antiparasitaires dermatologiques :

1° Les parasiticides vrais ou microbicides, qui détruisent le parasite ayant atteint son développement complet ;

2° Les antiseptiques ou germinicides destinés à

détruire les germes, à s'opposer à leur développement ou au moins à le rendre plus difficile ;

3° Les insecticides, qui s'attaquent à un organisme d'un ordre plus élevé, aux insectes.

Cette classification n'est que relativement exacte, à coup sûr ; les groupes chevaucheront souvent l'un sur l'autre, et la même substance pourra agir suivant des modes différents, selon la manière dont elle sera employée ; fréquence plus ou moins grande des applications, solutions plus ou moins concentrées, etc.

Les qualificatifs microbicides et germinicides sont, en outre, franchement mauvais ; tous les parasites ne sont pas des microbes et les antiseptiques auront un rôle encore bien important si, sans détruire la graine, ils gênent de façon notable son évolution.

Cliniquement, si peu justifiée qu'elle soit en réalité, la distinction entre les deux classes de substance nous paraît à retenir pourtant.

DIRECTION GENERALE DE LA MEDICATION

Le jour où nous aurons devant nous une région nettement parasitée, nous nous adresserons d'emblée aux parasiticides énergiques, à ceux que nous pensons devoir détruire l'organisme parasitaire même si nous savons que ces parasiticides auront une action plus ou moins nocive pour l'épiderme.

Mais cette première attaque thérapeutique, si énergique soit-elle, ne détruira pas, nous le savons d'avance, tous les éléments de reproduction du parasite, et nous devons nous attendre à des retours offensifs.

Pour éviter ces récidives, si probables, continuerons-nous à faire des applications journalières, ou du moins très fréquentes du parasiticide énergique, même en employant une forme pharmaceutique qui en diminuerait un peu l'énergie ? Nous ne le croyons pas : la répétition de ces applications amène, presque régulièrement, une irritation cutanée inutile ; et parfois, chez des prédisposés, nous l'accordons, elle a déclenché l'apparition d'une dermatose de fond, difficile à faire disparaître ensuite.

Nous devrons, ce nous semble, après un traitement assez énergique pour détruire du parasite ce qu'on peut en détruire, nous contenter d'applications que notre classification qualifierait antiseptiques, puisque visant surtout à éviter le développement des germes persistants ; sauf, bien entendu, à en revenir passagèrement aux procédés même brutaux si la récidive se montrait évidente en un point. Peut-être, par excès de précaution, pourrait-on, de loin en loin, pour une application seulement, en revenir aux parasiticides énergiques.

Comme antiseptiques, nous aurons le choix entre les badigeonnages au coaltar, les lotions et les pansements humides à l'émulsion de coaltar, l'application de poudre de coaltar ou de poudre au sulfate de cuivre, les badigeonnages avec les solutions légères de nitrate d'argent ou d'acide chromique, avec les solutions d'acide salicylique dans la solution de borate de soude (ce qui est en réalité une solution de salicylate de soude et d'acide borique), les pommades soufrées légères, les lotions, ou mieux parfois, les pansements humides ou les pommades à l'hyposulfite de soude, l'hyposulfite auquel, en cas d'éruption à levures, ne pensent pas assez même ceux d'entre nous qui connaissent les services qu'il rend dans la vinification.

Et enfin, surtout pour une désinfection cutanée généralisée, restera l'emploi des bains antiseptiques, que nous étudierons plus loin.

SPECIFICITE DES PARASITES ET DES ANTISEPTIQUES

Nous trouvons dans nos classiques que « la qualité antiseptique est essentiellement contingente et relative à une espèce déterminée ».

Hélas ! il n'y a pas de livres dans lesquels nous puissions trouver à quel organisme conviendrait plus spécialement chacune des substances que nous venons de proposer, et notre expérience ne nous permet pas de suppléer au silence des livres.

Et notre ignorance est à peu près la même pour les applications que nous persistons à dénommer parasiticides omnibus. Nous faisons encore de l'iode le parasiticide presque unique, sans songer que, s'il semble bien avoir une action qu'on peut dire spécifique sur la plupart des champignons, d'autres substances agissent peut-être aussi bien sur les levures, et d'autres mieux contre les staphylocoques ou les streptocoques, comme une communication récente vient de le démontrer pour le sulfate de cuivre.

Botanistes et agriculteurs ont, dans leur sphère, poussé bien plus loin l'étude de la spécificité des parasiticides ; chez eux, presque chaque parasite a son parasiticide spécifique : à l'altise, on oppose le coaltar ; à la famille des mildews, le sulfate de cuivre ; au black-root, les préparations arsénicales ; à l'oïdium, le soufre ; aux mousses et lichens, le sulfate de fer ; et quand on estime ne pas avoir encore le parasiticide spécifique, on le cherche. Espérons que quelqu'un de qualifié voudra bien s'atteler à l'étude de l'antiseptie spécifique en dermatologie ; c'est le rêve pour demain. Si nous croyons avoir quelques vagues clartés sur la matière, nous les offrirons à l'occasion de l'étude des diverses substances.

ANTISEPTIQUES CUTANES

La liste des antiseptiques cutanés les plus intéressants comprend : l'eau, le savon, l'iode, le soufre, les sels d'argent, le coaltar, l'acide chromique, l'acide chrysophanique, les sulfates de fer, de zinc et de cuivre, les sels mercuriels, l'eau oxygénée, les permanganates, l'hyposulfite de soude, la résorcine, l'alcool, le vin, l'iodoforme, le pétrole, le bleu de méthylène et certaines autres pyoctanines, l'ichthyol, l'acide salicylique. Nous ferons une étude un peu spéciale au moins des principaux.

EAU ET SAVONS

Le savonnage, procédé de toilette, n'est qu'un antiseptique indirect, mais combien utile pourtant ! Une peau débarrassée de l'excès de ses matières grasses et des déchets que fixent en place ces graisses n'est plus un milieu de culture aussi favoràble qu'une peau dont la toilette est insuffisante : pendant une certaine période, les dermatologistss ne l'ont pas assez vu.

Les savons employés pour la toilette doivent être des savons neutres, ou des savons contenant un peu de matière grasse non saponifiée, ou même ajoutée à la masse savonneuse, comme le beurre de cacao ou la lanoline : les savons alcalins ayant un excès d'alcali libre, les savons de potasse surtout, sont antiseptiques par un autre procédé ; leur application, si elle est suffisamment prolongée, doit amener une exfoliation de lamelles épidermiques qui entraînent avec elles les parasites qui les infectent.

L'eau a une telle importance, de si nombreuses applications en dermatologie, que nous lui consacrerons un chapitre spécial.

IODE

L'iode est le parasiticide de choix contre toutes les mycoses cutanées, qu'il s'agisse du tricophyton, du microsporon Audouini, du microsporon furfur, du microsporon minutissimum, de l'épidermophyton inguinal ou des levures plus ou moins banales qui se surajoutent au vulgaire intertrigo ; son application tue le parasite, et l'exfoliation épidermique qu'elle produit l'entraîne. Au niveau des régions pileuses, il ne détruit ni une teigne tondante, ni une tricophytie dont les éléments ont pénétré le follicule, mais il en guérit toutes les manifestations sur les parties glabres. Une seule friction, un peu énergique, avec un tampon de coton imbibé de teinture d'iode, ou même de teinture d'iode allongée de son volume d'alcool, suffit souvent, pourvu qu'on ait eu soin d'étendre la friction un peu au delà des limites apparentes de la lésion. Pour prévenir les récidives, il est recommandé de continuer pendant quelques jours un badigeonnage quotidien avec de la teinture d'iode étendue de quatre fois son volume d'alcool. La cure ainsi faite guérit la lésion à coup sûr, mais parfois en amenant une irritation assez violente ; nous avons souvenir d'un cas de pityriasis versicolor qui s'était irrité suffisamment pour nous faire longtemps hésiter sur le diagnostic. L'utilité d'une première application pour détruire le parasite ne peut pas se discuter ; mais cette première application faite, surtout si elle a été correctement faite, ne pourrait-on pas se contenter, pour prévenir le développement des germes qui auraient pu persister, d'applications antiseptiques moins énergiques dont l'action ne nuirait pas à l'épiderme et serait peut-être suffisante : pommades soufrées légères, solutions de nitrate peu concentrées, émulsions de coaltar ? On referait, bien entendu et immédiatement, une nouvelle application de teinture d'iode si la récidive se montrait manifeste. On a dit que la teinture d'iode n'était irritante que par la transformation de l'iode en acide iodhydrique, et pour éviter cet inconvénient, on a proposé la dissolution de l'iode dans le chloroforme, dans l'acétone, dans le tétrachlorure de carbone. Nous avons proposé, il y a déjà bien longtemps, d'incorporer l'iode à la vaseline ou à l'huile de vaseline. On obtient des préparations iodées à 4 % ; avec 3 % d'iode, la préparation est très belle, et cette proportion est suffisante pour la rendre encore très active. L'iode reste complètement inaltéré. Cette préparation a l'avantage de n'être jamais irritante, et comme elle ne libère son iode que peu à peu, elle

a une action moins brutale que la teinture d'iode.
Il faudrait l'employer comme on ferait d'une pommade, et, après l'avoir étendue, recouvrir la région
d'un imperméable. Ce pansement, pas irritant,
devrait suffire au moins pour la prophylaxie des
récidives.

La solution aqueuse iodo-iodurée, peu irritante,
n'est plus guère employée qu'en pansement humide,
en cas de trycophytie onguéale. Il semble que sous
cette forme, même avec une solution peu concentrée, son action vaudrait bien celle du simple pansement humide dans le traitement du kérion.

La préparation couramment utilisée reste la teinture d'iode. Elle était autrefois au 10ᵉ et donnait
souvent des irritations dont on accusait la teneur
en iode et surtout la formation d'acide iodhydrique.
La teinture officinale actuelle qui, sauf indication
contraire, est délivrée dans les pharmacies, n'est
plus qu'au 15ᵉ et renferme en outre de l'iodure pour
empêcher son altérabilité.

La proportion d'iode dans la solution a son
importance à coup sûr, mais la manière de faire
le badigeonnage a bien aussi la sienne. L'alcool
s'évapore rapidement et l'iode pur reste ; si on
emploie une quantité exagérée d'une solution même
peu concentrée, on dépose sur le tissu une quantité
d'iode plus considérable que si, pour faire la
friction, on avait employé une solution plus concentrée, mais un tampon à peine humide. Et on
dépose sur le tissu une quantité d'iode exagérée,
avec une solution à n'importe quel degré de concentration, si on fait des badigeonnages successifs.

Or, l'iode est irritant et caustique, ses vapeurs,
douées d'une grande diffusibilité, pénètrent profondément les couches épidermiques, ce qui explique

son action. L'iode qui a pénétré l'épiderme contracte, avec les éléments des tissus, des combinaisons qui en amènent la mortification ; cette action, excellente quand elle ne dépasse pas certaines limites, devient nocive quand elle va au delà.

D'ailleurs, on a une tendance exagérée à faire de l'iode le roi des parasiticides, presque le parasiticide unique. S'il semble bien avoir une action qu'on peut dire spécifique sur le microsporon Audouini et les divers tricophytons, d'autres parasiticides ont déjà une action équivalente, au moins contre le miscroporon furfur, les épidermophytons et certains autres champignons. Les livres de matière médicale (on a décidément tort de ne pas les lire davantage) enseignent, depuis des années, que son action est, en cas variés, inférieure à celles d'autres substances, au moins contre les staphylocoques et les streptocoques.

SOUFRE ET ANHYDRIDE SULFUREUX

Le soufre est indiscuté comme insecticide. On peut même affirmer que c'est un insecticide spécifique. Comme parasiticide, il n'est guère employé, peut-être seulement parce qu'on ne l'a pas suffisamment expérimenté. Son action, si nette sur certains parasites des végétaux, semble bien faire prévoir qu'il aurait des indications en médecine contre certains champignons. Et s'il agit contre la séborrhée et les acnés, n'est-ce pas plutôt grâce à une spécificité contre le microbacille qu'à une action sur ce que, d'une manière vague, on appelle l'état séborrhéique ?

Sous quelle forme l'employer ? Nous nous imaginons que, comme antiseptique, il agirait mieux en poudre qu'en pommade, mais rien ne nous permet de l'affirmer.

On a reproché au soufre d'être irritant ; au niveau du tronc, il semble l'être moins qu'à la face ; et comme antiseptique, des applications courtes seraient probablement suffisantes.

Et pourquoi n'utiliserait-on pas le résultat de sa combustion ? Du temps des fumigations soufrées, on ne visait encore que le gros parasite, gale ou pou ; serait-il bien difficile d'imaginer un dispositif permettant de projeter des vapeurs d'acide sulfureux sur des surfaces infectées de champignons ?

SELS D'ARGENT

Les sels d'argent sont encore des méconnus en dermatologie. Au point de vue de leur action antiseptique, on sait pourtant que l'addition de 1/18.000ᵉ de nitrate d'argent à un bouillon de culture rend tout à fait impossible le développement du Penicilium ; et nous croyons que Darier a constaté son action empêchante aussi énergique sur le développement du pyocyanique.

Les urologues et les oculistes, eux, les emploient couramment et ne connaissent pas de parasiticides qui leur soient supérieurs, mais la susceptibilité, la friabilité des muqueuses qu'ils ont à soigner, les ont poussés à abandonner souvent le nitrate pour d'autres sels, composés organiques ou colloïdaux, qui n'ont qu'une petite teneur en argent, ne subissent pas les réductions du nitrate, ne donnent souvent que des pseudo-solutions et ne peuvent donc être antiseptiques que par leur teneur en argent, souvent bien minime ; leur action ne saurait être comparable à celle des véritables solutions des sels argentiques minéraux.

Ces composés sont très nombreux ; nous en donnons plus loin une liste longue et pourtant incomplète. Nous n'avons de l'emploi de ces sels aucune expérience personnelle, mais ce que nous avons vu obtenir en d'autres mains nous porte à penser qu'il y aurait, en dermatologie, de gros inconvénients à abandonner pour eux le nitrate d'argent. Nous regrettons cependant de n'avoir pas eu l'occasion d'expérimenter le lactate et le citrate d'argent.

Le permanganate d'argent (un enfant de la maison) a dans sa composition 40 % d'argent, mais il n'est soluble qu'à 1 %, solution peut-être active encore comme antiseptique, puisqu'on a affirmé la désinfection des plaies de guerre avec des solutions de nitrate d'argent à 1/10.000°.

Nos anciens employaient parfois le nitrate d'argent incorporé dans dix fois son poids d'un corps gras ; nous avons toujours pensé que, sous cette forme pharmaceutique, le nitrate ne pouvait pas agir sur les albumines des tissus ; il est probable qu'il en est de même avec la pommade au protargol, et que son action est exclusivement due à la présence de l'argent.

NITRATE D'ARGENT

Cazenave, le premier, a guéri impetigo et ecthyma avec les badigeonnages de solution de nitrate d'argent. Legroux guérissait les mêmes lésions avec les attouchements au crayon. Mais il faut en arriver à la période actuelle pour trouver le badigeonnage au nitrate d'argent nettement indiqué dans le traitement des impétigos tant streptococciques que staphylococciques. Dans sa dernière édition, Brocq reconnaît si bien son activité dans ces cas, qu'il en recommande l'emploi, surtout quand les autres moyens ont échoué.

Pour nous qui, plus que personne probablement, avons usé des badigeonnages à la solution de nitrate, il est, en cas d'impetigo, le topique à employer le premier. Comme traitement de la pustule, il faut employer la solution au 10°, et il est bien rare qu'un unique attouchement ne suffise pas ; en cas d'ecthyma, il faut faire une friction suffisante pour détacher la collerette épidermique, ou pour faire au moins pénétrer la solution au-dessous d'elle.

La solution au 10° est la solution parasiticide ; pour prévenir des inoculations de voisinage, il faut faire, à quelques jours de distance, de larges badigeonnages ; mais, pour ces applications, la solution à 2 % est suffisante. Malheureusement, la coloration que laissent ces badigeonnages rend leur emploi bien difficile au visage ; mais ces badigeonnages avec des solutions faibles s'opposent aussi bien à l'évolution des staphylocoques que des streptocoques, et la furonculose s'attaque souvent à des régions pour lesquelles la persistance de la coloration n'a aucune importance.

Nous avons souvent employé les badigeonnages de nitrate contre les folliculites de la barbe ou du tronc ; au tronc, à peu près toujours avec succès complet ; à la barbe, souvent avec un succès seulement relatif. Au niveau de la barbe, il faut, ce nous semble, employer des solutions au 1/5°, mais en espaçant suffisamment les applications. Tout au plus pourrait-on, dans les intervalles, toucher individuellement les éléments isolés qui se montreraient.

Le nitrate d'argent est certainement le parasiticide de choix contre les pyococcies ; certaines variétés de ces coccies sont-elles plus que d'autres sensibles au nitrate ? Nous n'en savons rien, mais notre opinion ferme est que, seul, l'acide chromique, en cas de pyococcies, peut parfois concurrencer le nitrate.

Nous ne sommes pas loin, on le voit, de faire du nitrate d'argent le parasiticide spécifique des microbes des suppurations. Mais, au moment où on ne connaissait guère encore tout ce que peut faire l'épidermophyton inguinal et pas du tout ce que peuvent faire les levures, nous badigeonnions au nitrate tout ce qui avait quelque apparence d'infection, tout ce qui nous semblait être dans le plan de l'intertrigo ou de l'érythrasma, avec, en général, un résultat qui augmentait notre passion pour le nitrate.

Nous acceptons très volontiers que l'iode passe avant lui comme parasiticide des levures, mais nous maintenons que les badigeonnages au nitrate, faits de temps en temps, seront peut-être encore le meilleur procédé pour prévenir les récidives.

Le Dr L. Giet, chef de laboratoire à la clinique chirurgicale de l'hôpital Saint-Antoine, a bien voulu, ce dont nous lui savons un très grand gré, étudier la stérilisation des tissus par le nitrate d'argent.

Un fragment de peau saine, provenant d'une jambe amputée, a été laissé une heure dans une solution de nitrate d'argent au dixième, lavé au sérum physiologique stérilisé, et déposé en bouillon peptoné.

Après trois jours, le tube était resté stérile.

On repique sur gélose ordinaire. Pas de culture le lendemain.

AUTRES SELS D'ARGENT

Le nitrate d'argent renferme 63 % d'argent. Son application peut, par suite, laisser un dépôt argentique important. Un grand nombre de chimistes ont voulu avoir leur sel d'argent spécial. A faire une liste très probablement incomplète, nous trouvons : l'argentamine à 6,30 % d'argent, l'ichtargan à 30 %, le silbanol à 39 %, l'albargine à 15 %, l'argonine à 4,25 %, le nargol à 10 %, la largine à 11 %, la syrgol à 3,20 %, le protargol à 8,30 %, l'argyrol à 3 %. Si nous connaissons la teneur en argent de ces nouveaux corps, nous ignorons leur constitution chimique intime et n'avons aucune expérience personnelle de leur action dermatologique, et même de leur valeur parasiticide, qui est certaine. Ce sont, le plus souvent, des combinaisons plus ou moins définies d'argent et de substances protéiques, ce qui ne leur permettrait guère d'agir suivant le mode du nitrate ; nous doutons fort que des composés dont certains ne précipitent pas les albuminés, dont d'autres ne réagissent ni à la lumière ni aux chlorures, en raison de l'état spécial sous lequel le métal s'y trouve, puissent devenir des médicaments dermatologiques intéressants. Nous aimerions à faire une place spéciale au lactate et au citrate d'argent, véritables sels, ainsi qu'au permanganate d'argent, qui n'est pas un composé albuminoïde et, par sa teneur en argent, se rapproche du nitrate. Malheureusement, avec lui, on ne peut avoir que des solutions aqueuses à 1 %, ce qui ne permettrait pas l'action astringente du nitrate. Tous ces sels d'argent doivent être intéressants comme antiseptiques : il faut les laisser à leur rôle et ne pas leur demander d'être des modificateurs énergiques des tissus. Nous avons vu employer le collargol à l'hôpital, en lotions et surtout en pommades. Nous n'avons pas l'impression qu'il puisse agir comme le nitrate. Les particules, si fines soient-elles, d'une préparation colloïdale, ne peuvent agir comme un cristalloïde qui subit une réduction. Mais le dépôt argentique a peut-être la même action antiseptique, qu'il provienne de la réduction du nitrate ou qu'il soit sous une forme colloïdale.

ACIDE CHROMIQUE

Le premier emploi à la suite des travaux de Ch. Robin et de Magitot en a été fait par les dentistes, pour traiter les ulcérations non spécifiques de la muqueuse buccale et surtout des gencives. Aujourd'hui, ils l'emploient surtout comme parasiticide de toutes les infections qui compliquent la maladie tartrique. Ils touchent le rebord alvéolaire avec des cristaux de cet acide, ou avec un tout petit tampon un peu ferme imbibé d'une solution saturée, et, immédiatement après, ils font rincer la bouche, même avec une solution de bicarbonate de soude, pour éliminer l'excès d'acide.

Ce que nous avions vu chez les dentistes nous a poussé à l'employer, et en général avec succès, dans certain cas de folliculite du tronc et des membres. On peut utiliser pour ces badigeonnages la solution à 20 % et laver, ou la solution à 10 % qu'on laisse en place. Si on a fait un badigeonnage en masse de la région infectée, inutile de renouveler l'application de quelques jours, le terrain semble stérilisé pour un temps.

Contre les pyococcies en général, nous employons plus volontiers le nitrate, mais nous avons l'impression que, en quelques cas du moins, l'acide chromique pourrait lui être préféré.

Mercure et bismuth, s'éliminant par la muqueuse buccale, peuvent causer de la sialhorrée ; mais la stomatite ne se produira que s'il existe, au niveau des gencives, des microbes dont il semble que l'élimination de l'une ou de l'autre substance exalte la virulence. On sait du reste que la stomatite commence toujours au niveau d'une dent cariée. Nous croyons qu'avec la précaution de faire, de temps en temps une application d'acide chromique, suivant le mode employé par les dentistes, on aurait bien des chances d'éviter toute stomatite.

ACIDE CHRYSOPHANIQUE

L'acide chrysophanique n'a été que récemment proposé comme parasiticide vrai. Jusqu'à ces derniers temps, on ne lui reconnaissait guère que la qualité d'être un parasiticide indirect, parce que décapant. Son action parasiticide vraie est probable, puisqu'on l'affirme. Est-elle supérieure à celle d'autres substances, qui n'exposent pas aux mêmes dangers que l'emploi de l'acide chrysophanique ? Même avec une pommade à 2 %, si elle est employée sur une surface étendue, on est bien exposé à une absorption aussi considérable qu'avec une pommade à 10 % employée pour un psoriasis à plaques peu nombreuses.

PYROGALLOL

Le pyrogallol est un triphénol dont on a discuté le pouvoir bactéricide : en admettant que ce pouvoir bactéricide soit bien établi, est-on autorisé à exposer un malade à tous les dangers de son emploi ?

SULFATE DE FER, DE ZINC ET DE CUIVRE

Pendant des années, nous avons pensé, dit et écrit que les eaux chargées de sels alcalino-terreux précipitaient les sulfates métalliques de leurs solutions, qui, de ce fait, perdaient une partie de leur activité. La précipitation n'est pas niable, il suffit de regarder. Instantanée avec le sulfate de fer, surtout à chaud, plus lente avec les sulfates de zinc et de cuivre. Mais la balance vient de nous démontrer que malgré l'apparence, tout au moins en ce qui concerne le sulfate de fer, une trop petite partie du sel est précipitée pour que l'activité de la solution en soit réellement modifiée. Un renseignement donné par la balance ne se discute pas, mais nous persistons à croire qu'il reste tout avantage à avoir, pour les lotions, des solutions faites dans de l'eau distillée légèrement acidulée, et quand nous étudierons les bains de sulfate, nous verrons qu'on ne peut guère les employer sans avoir acidifié l'eau de Paris.

SULFATE DE FER

Malgré les résultats très certains que donne à l'agriculture l'emploi du sulfate de fer, pour la destruction des mousses et des lichens, on ne lui accorde guère, en médecine, de valeur comme anti-

septique. Peut-être aurait-il une action spéciale
sur certaines levures, mais nous ne le savons pas. Si
on le discute comme antiseptique, on ne le discute
ni comme astringent ni comme désinfectant. L'action d'astringence peut déjà bien aider les tissus à
lutter contre l'infection. Mais nous ne croyons pas
que la désinfection puisse exister sans action sur
les organismes inférieurs ou leurs produits. Nous
connaissons tous l'action des sels de fer, même
insolubles, sur certaines ulcérations infectées.

SULFATES DE ZINC ET DE CUIVRE

Nous sommes bien obligés de les étudier ensemble
puisque, jusqu'à présent, on ne connaît ni leurs
indications plus spéciales, ni leur degré d'activité,
et que la plupart du temps, pour n'avoir pas à
choisir, on les réunit dans une même solution.
Vétérinaires, oculistes, urologues, les ont employés
on peut presque dire de tout temps ; les dermatologistes les avaient à peu près oubliés, quand Sabouraud les leur a rappelés en remettant au jour la
vieille formule de l'eau d'Alibour :

```
Sulfate de zinc .....................    70
Sulfate de cuivre .................    20
Camphre .........................    10
Safran ...........................     7
Eau ...........................  2.000
```

c'est-à-dire, en définitive, une solution au 20ᵉ de
sulfates dans une eau saturée de camphre.

La formule sent sa très vieille pharmacopée ; on
a le devoir d'y remplacer l'eau ordinaire par l'eau
distillée, et le droit de modifier les proportions des
sels, et peut-être d'en supprimer au moins le safran.

En la ressuscitant, Sabouraud a rendu un gros

service à la dermatologie, et aussi Thibierge, en prônant d'abord les bains au sulfate de zinc, et bientôt après, ceux au sulfate de cuivre, complètement oubliés de tout le monde, mais déjà recommandés, dans une des dernières cliniques de notre maître Lassègue.

Les bains de sulfates, avec les quantités indiquées par Thibierge, ne donnent pas ce que nous avons obtenu en augmentant, comme on le verra à l'article *bain,* la proportion des sulfates.

Le degré de concentration de l'eau d'Alibour est parfait pour une lotion ; pour un pansement humide, il est trop fort : il faut ajouter à la formule deux fois son volume d'eau. Mais quelle action espérer, quand, pour lotions, on l'étend de quatre ou cinq fois son volume d'eau ?

Il paraît que la prochaine édition du Codex va nous offrir une eau d'Alibour forte et une eau d'Alibour faible ; vraiment, ses auteurs feraient mieux de nous dire : « Formulez donc vous-mêmes le degré de vos solutions. »

Les vétérinaires, eux, n'ont jamais abandonné l'usage de la liqueur de Villate, une contemporaine de l'eau d'Alibour, que le chirurgien Notta employait lui aussi :

Extrait de Saturne	120
Sulfate de zinc	60
Sulfate de cuivre	60
Vinaigre blanc	800

C'est un mélange deux fois plus chargé en sulfates que l'eau d'Alibour, mais la présence d'acétate de plomb détermine des réactions qui font que la liqueur de Villate est constituée, en réalité, par un mélange de sulfate de plomb, d'acétate de zinc, d'acétate de cuivre, de sulfate de zinc et de sulfate de cuivre. Un peu compliquée, comme les formules des vieilles pharmacopées, et bien trop de celles de la pharmacopée dermatologique actuelle, la liqueur de Villate, étendue d'eau, pourrait avoir des applications intéressantes entre les mains de ceux que la présence d'un sel de plomb n'effraierait pas.

Une solution de sulfates employée en lotion ne doit rien laisser sur la peau, et n'avoir par conséquent qu'une action passagère. L'application d'une pommade à la lanoline, à laquelle on aura fait absorber une solution de sulfate, aura une action plus persistante ; et le corps gras aidera peut-être à la pénétration de l'antiseptique dans les cellules épidermiques.

L'application des poudres dont nous proposerons les formules n'aura qu'une action de surface, mais une action prolongée, puisque le sulfate se dissoudra peu à peu.

Quel doit être le degré des solutions à employer ? Notre opinion est qu'on n'a, en général, pas obtenu de l'emploi des sulfates les résultats qu'on devait en avoir, parce que, en dermatologie, on use de solutions bien trop faibles. Les oculistes emploient couramment des solutions au 1/300° ; les urologues, jadis, les mêmes solutions : il serait bien étonnant, vraiment, qu'une peau ne supportât pas ce que supportent conjonctive ou muqueuse du canal ; elle supporte, et sans en ressentir la moindre sensation désagréable, des bains à 2 gr. 50 par litre.

En quelles circonstances conseiller les sulfates de zinc ou de cuivre ? Il est bien probable qu'ils agissent contre les champignons surtout en gênant le développement de leurs germes, mais ils agissent aussi, à coup sûr, contre bien des infections à cocci.

Notre excellent confrère le Dr Dumay, à qui nous

en sommes très reconnaissants, a bien voulu rechercher, dans le laboratoire du service Hudelo, quelle pouvait être, au point de vue désinfection cutanée, l'action des solutions de sulfate de cuivre.

Notre main gauche a été maintenue pendant 50 minutes dans une solution de 5 grammes de sulfate de cuivre pour un litre d'eau additionné de 20 gouttes d'acide sulfurique. Au bout de ce temps, elle a été lavée à l'eau stérilisée, et les deux mains introduites dans des gants de caoutchouc stérilisé tels que nous les offrait le service de chirurgie. Ainsi gantées, les deux mains ont été mises dans un bain d'eau chaude pendant une vingtaine de minutes, jusqu'à ce que la transpiration se soit établie ; avec des pipettes effilées, on a recueilli ce qu'on a pu de cette transpiration des deux mains, et on en a ensemencé deux tubes : le tube correspondant à la main baignée est resté absolument stérile ; dans l'autre, il y a eu une abondante culture de staphylocoques.

Mais les squames épidermiques obtenus par râclage à la curette, les poils arrachés mis aussi en culture, n'ont rien donné, pas plus ceux provenant de la main baignée que ceux qui provenaient de la main non baignée.

L'étude de la désinfection cutanée mériterait, à coup sûr, d'autres recherches : voici du moins une observation.

COALTAR

Tous les auteurs s'accordent à lui reconnaître un pouvoir désinfectant considérable. Antiparasitaire, il l'est aussi à coup sûr, mais surtout des parasites végétaux. On connaît son action pour la conservation des bois ; on sait que pas une graine ne naît dans une couche dont le cadre a été récemment coaltaré. Ennemi de toute vie végétale, son emploi est indiqué surtout pour la destruction des champignons.

Sous quelle forme l'employer ? Le badigeonnage suivant le mode utilisé dans le traitement de l'eczéma n'est pas toujours praticable ; le poudrage avec la poudre dont nous donnerons la formule l'est toujours et réussit en général ; l'émulsion étendue d'eau est d'un emploi très classique et donne à coup sûr des résultats. Et pourtant, quand nous étudierons le coaltar et ses préparations, nous verrons que l'émulsion coaltarée du Codex, ou les émulsions spécialisées, ne contiennent qu'une infime proportion des composants du coaltar ! Encore un cas où la chimie explique mal les résultats que donne la clinique.

SELS MERCURIELS

Dans les listes d'antiseptiques, les préparations de sels mercuriels sont mises en assez mauvais rang. La clinique nous les montre pourtant bien utiles en certains cas, les sels insolubles surtout. Leur application lutte utilement contre les infections suppurantes des rebords palpébraux et contre celles de l'entrée des narines ; notre opinion est, qu'employés seuls ou associés à des préparations de goudron, ils sont les meilleurs topiques dont on doive user contre les épidermo-streptococcies ou contre les vieilles parakératoses chroniquement infectées. Et, dans certaines régions de la France, l'onguent citrin est resté le remède populaire des tricophyties cutanées. Toutes les préparations de sels mercuriels insolubles, et surtout l'onguent citrin dédoublé, agissent encore mieux que le soufre contre cette affection si récidivante causée par la pullulation d'un staphylocoque doré autour des orifices folliculaires, affection qui n'a rien de commun avec les acnés véritables, mais que l'on appelle pourtant acné atrophique ou acné nécrotique, quand on ne l'appelle pas acné rodens.

EAU OXYGENEE ET PERMANGANATE DE POTASSE

Les deux substances sont des oxydants très énergiques, mais à action tout à fait momentanée.

Les solutions de permanganate sont assez caustiques et, sauf dans les cas où on recherche cette action, il ne faut employer que des solutions au 1/1.000° au maximum.

L'eau oxygénée, probablement trop vantée, semble n'avoir qu'une bien faible action parasiticide : peut-être parce qu'elle vient trop souvent d'une bonbonne en vidange qui a laissé échapper une bonne partie de son oxygène, surtout si elle est neutre.

Il serait bon que les pharmaciens la répartissent dans des flacons très soigneusement bouchés dès sa réception. En outre, l'application de l'eau oxygénée doit toujours, quel qu'en soit le but, être précédée d'un bon savonnage, que même les coiffeurs font suivre d'un rinçage à l'eau ammoniacale.

PHENOLS, RESORCINE, ACIDE SALICYLIQUE

Tous les phénols peuvent détruire les parasites végétaux, mais ils sont tous caustiques, et leur emploi peut même, en certains cas, provoquer de véritables accidents. Nous n'emploierons ni l'acide phénique ni le pyrogallol ; la résorcine, qui est un diphénol, semble avoir moins d'inconvénients, mais est-ce réellement un parasiticide dont l'emploi s'impose ?

L'acide salicylique est un acide-phénol. Son action parasiticide, trop vantée à un certain moment, est peut-être trop méconnue aujourd'hui. Sa faible solubilité dans la glycérine donne une solution qui ne peut être nuisible. Et son action sur les éléments de l'épiderme pourrait peut-être avoir une certaine utilité.

L'action parasiticide du coaltar est certainement due, pour une bonne partie, aux phénols qu'il contient. Dans ce complexe, ils sont inoffensifs : servons-nous en.

ICHTHYOL

L'ichthyol n'est qu'un parasiticide faible ; on lui accorde pourtant une action spéciale contre le staphylocoque pyogène, contre les streptocoques, et spécialement celui de l'érysipèle ; il a en tout cas pour lui de ne jamais nuire et d'être d'un emploi bien commode.

SULFURE DE CARBONE

Parasiticide très énergique, mais dont les vapeurs sont très toxiques, même s'il est convenablement purifié, et très inflammables toujours. Son application est franchement douloureuse.

PETROLE

Merveilleux insecticide ; deviendra peut-être un parasiticide à indications variées quand nous pourrons l'employer autrement qu'en lotions.

CAMPHRE

Le camphre a été le grand parasiticide. Il est déchu de ce rang ; on ne lui attribue guère aujourd'hui d'activité ; ce qui ne nous empêche ni de le mettre dans l'eau d'Alibour, ni de l'introduire dans certaines formules de pommades. Et lui, et les baumes, et les gommes résines, ont peut-être, pourtant, une certaine valeur.

PYOCTANINES

Sous le nom de pyoctanines, on comprend un certain nombre de matières colorantes, dérivées de l'aniline. Plusieurs avaient été vantées comme antiseptiques et abandonnées bientôt à cause des inconvénients que présente leur emploi. Le violet de méthyle, même en solutions très faibles (au 1/1.000e, au 1/2.000e), s'il ne détruit pas les parasites, passe au moins pour s'opposer à leur développement. Son action toxique est très faible, mais il altérerait les épidermes. Le bleu de méthylène est employé souvent en application sur les surfaces ulcérées et infectées : son action est bien peu évidente, parce que la crainte de l'action toxique des autres pyoctanines nous fait employer celle-là en solutions ridiculement faibles, 1/100e, même 1/500e. On n'a pourtant jamais eu en médecine générale d'accidents après l'absorption quotidienne de 1 gramme : on donne couramment des cachets renfermant 5 centigrammes de la substance et les gynécologues en ont saupoudré sans peser des cols ulcérés.

Milian va peut-être remettre en usage certaines

pyoctanines. Il a guéri rapidement des pemphygus
épidémiques des nouveau-nés en les badigeonnant
deux ou trois fois en vingt-quatre heures avec le
mélange.

<pre>
Vert brillant 25
Cristal violet 25
Alcool à 90°......................... 150
</pre>

Le badigeonnage doit être momentanément douloureux, mais le succès de l'application est certainement bien favorisé par le savonnage qui la pré-
cède. Un savonnage prescrit par un médecin de
Saint-Louis ! c'est un événement dont il faut enre-
gistrer la date ; en attendant, qu'on se décide à
faire l'antisepsie générale du tégument par des
bains réellement antiseptiques.

ALCOOL, VIN

Du temps de la chirurgie septique, on employait
couramment les pansements au vin et à l'alcool, et
on s'accorde aujourd'hui pour attribuer une action
antiseptique à l'alcool. Ni l'un ni l'autre ne sont
guère employés en dermatologie ; tout au plus, le
badigeonnage à l'alcool, aussi concentré que possible, pour prévenir les récidives de l'herpès génital ; les pansements à l'alcool, plus ou moins
étendus, au niveau d'une plaque d'érysipèle ou de
lymphangite ; le pansement avec imperméable, qui
réussit à peu près toujours, pour faire avorter une
tourniole.

Sans parler du vin aromatique, nous avons encore
dans le bon gros vin commun, dans le vin rouge,
aussi chargé que possible en alcool et surtout en

principes extractifs, un antiseptique qui a ses indications en dermatologie. Nous l'avons employé un certains nombre de fois avec un succès évident en pansements humides, sur des eczémas torpides, toujours infectés, des membres inférieurs. Ce pansement, nous l'accordons, n'agit pas spécifiquement contre l'eczématisation, mais plus spécialement contre les symptômes surajoutés : dermite profonde, infections, etc. Il ne faut le continuer que jusqu'au moment, qui arrive assez vite, où la surface est asséchée.

Vraiment, il nous semble que ce pansement au vin devrait valoir bien d'autres pansements humides dans la série impétigo, tout au moins au niveau des lésions ecthymateuses.

SULFITES ET HYPOSULFITES

Il est admis que les sulfites entravent l'action de tous les ferments et s'opposent à leur développement, et admis que l'action des hyposulfites est plus profonde et plus durable.

Les vignerons le savent, ils se servent de ces solutions pour antiseptiser leurs fûts ou pour arrêter la fermentation de leurs moûts.

On a remarqué la résistance à la putréfaction de cadavres d'animaux ayant ingéré, avant leur mort, des doses un peu importantes de ces sels. Cette remarque les a fait utiliser pour l'embaumement des cadavres.

Constantin Paul, le premier, aurait préconisé l'hyposulfite pour le traitement des maladies infectieuses, la fièvre typhoïde, la fièvre puerpérale, même la morve, etc., etc. Toujours, par son action générale aussi bien que par le choc qu'il produit, Ravaut a espéré en faire le remède de certaines dermatoses, et l'a employé en injections intra-veineuses.

Il paraît que les très anciens dermatologistes l'employaient en applications locales. Nous n'avons pas su en retrouver l'indication précise, Tout au plus voyons-nous que, vers 1866, Gull l'employait contre le pityriasis versicolore, et sans précision, que Jenner l'utilisait contre les dermatoses.

C'est un sel nullement irritant, puisqu'on a pu en saupoudrer des plaies infectées et que, sans en ressentir la moindre irritation, nous avons pu conserver en place, pendant cinq heures, un pansement humide, fait avec une solution d'hyposulfite à 20 % et recouvert d'un imperméable.

Pouvons-nous espérer une action réelle de son emploi ? Oui, à la condition de l'utiliser en solutions concentrées, en pansements humides ou sous forme de pommade dans laquelle la lanoline absorbera cette même solution concentrée.

L'expérience, en tout cas, ne peut avoir aucun inconvénient ni sur l'état général, ni, localement, sur la région en expérience.

Les insuccès trop fréquents qui ont suivi son absorption ne peuvent pas du tout faire prévoir ce que donneraient des applications locales.

Mais si nous espérons une action de l'hyposulfite, nous n'escomptons guère qu'une action sur les levures.

II. — L'EAU

Jusqu'en 1892, année où parut le premier ouvrage de Brocq, le traité de dermatologie le plus lu à Paris était celui d'Hébra-Caposi, traduction de Besnier-Doyon.

Dans cet ouvrage, Hébra écrivait que l'eau était le plus important des médicaments dermatologiques, et tout le livre montrait combien il le pensait. En France, on lisait Hébra, mais on n'en prenait que ce qui n'était pas trop opposé à l'enseignement de certains maîtres français. Non seulement on ne vantait pas les mérites de l'eau, mais on la proscrivait en de nombreux cas, même pour les toilettes rapides : on devenait hydrophobe.

Il est vrai que les peaux des clientes d'Hébra n'étaient probablement pas les peaux sursensibles de nos Parisiennes ; également vrai que l'eau de Vienne n'est pas l'eau de Paris, mais on ne songeait pas que toutes les Françaises n'ont pas les peaux nerveuses de certaines Parisiennes, et que toutes les eaux de France ne sont pas l'eau de Paris. On avait tort, à coup sûr, au moins en généralisant comme on le faisait.

En dermatologie, il faudrait pouvoir n'employer jamais que de l'eau très pure, eau de pluie ou eau de source émergeant de roches primitives. Cette eau si pure aurait, il est vrai, l'inconvénient d'être hypotonique et de favoriser, lors des applications prolongées, la macération de l'épiderme ; mais il serait bien facile de la rendre à peu près isotonique par l'addition d'une quantité convenable de sel marin.

Beaucoup d'eaux, hélas ! (c'est le cas des eaux parisiennes) contiennent des sels alcalino-terreux. La peau les supporte assez mal, moins mal pourtant qu'on ne l'enseigne. Ce sont les eaux dites dures : quand le sel dominant est un sulfate, on a une eau sélémiteuse, et ce sont ces eaux que la peau supporte le plus mal : mais, à Paris, la quantité de sulfates est peu considérable : presque tous les sels calciques sont des carbonates.

L'ébullition ne peut agir sur les sulfates que par réduction du volume de l'eau bouillie : elle ne précipiterait d'une manière sérieuse les carbonates que si elle était prolongée bien longtemps ; pratiquement son emploi est illusoire.

L'addition d'un carbonate alcalin précipite les sels de chaux, même à froid ; un cristal de carbonate de soude, mis dans une carafe d'eau de Paris, la trouble immédiatement ; toutes les cuisinières utilisent le procédé pour rendre plus facile la cuisson des légumes : 80 à 100 grammes de carbonate de soude, ajoutés à l'eau d'un bain, la troublent et amènent la formation de parcelles de carbonate de chaux, qui flottent dans l'eau du bain en lui donnant un aspect peu engageant. Il reste dissous dans l'eau du bain des sels alcalins résultant de la réaction. Leur action sur la peau est-elle préférable à celle des carbonates et sulfates alcalino-terreux ? En tout cas, ces bains ne donnent pas du tout la sensation d'un bain agréable.

En somme, nous ne possédons pas encore un procédé pratique pour débarrasser l'eau de ses sels de chaux, et les industriels, qui le cherchent depuis longtemps, ne l'ont pas trouvé non plus.

Comme correctif des inconvénients de l'eau de Paris, nous avions proposé d'additionner le bain de 50 grammes d'alun : nous avions constaté que le bain devenait beaucoup plus agréable. Nous indiquons plus loin ce que nous avons été, depuis, amenés à penser de cette addition.

En ajoutant un excès d'acide oxalique ou d'oxalate de potasse à l'eau d'un bain, on précipiterait bien tous les sels de chaux à l'état d'oxalate de calcium insoluble, mais l'acide oxalique est substance trop dangereuse pour qu'on puisse en conseiller l'emploi.

L'addition d'acide sulfurique n'agirait pas sur le sulfate de chaux ; il transformerait les carbonates en sulfates : l'eau en deviendrait plus séléniteuse, ce qui serait loin d'être un avantage.

L'addition d'acide chlorhydrique transformerait les carbonates de chaux en chlorure de calcium, pas en chlorure de chaux (hypochlorites), et c'est peut-être là le meilleur procédé pour améliorer l'eau de Paris. Pour un bain, il faudrait ajouter de 80 à 100 grammes d'acide. Que cette quantité n'effraye pas : elle suffit à peine pour donner à l'eau une réaction légèrement acide, et dans un vieux bon formulaire, on trouve que le bain d'acide chlorhydrique doit se faire avec 1 kilogramme d'acide pour 300 litres d'eau. De plus, les limonades destinées aux estomacs paresseux sont faites avec même proportion d'acide.

Les bains un peu fortement acidulés ne sont possibles qu'avec une baignoire en faïence ; nous verrons qu'ils sont toujours mieux supportés par la peau que les bains de simple eau de Paris : pensons-y chaque fois que nous prescrirons un pansement à l'eau.

Ne sachant pas débarrasser l'eau de Paris des
sels qui en font une eau dure, on a essayé de lutter
contre cet inconvénient par l'addition de glycérine,
de gélatine préalablement gonflée, d'empois d'amidon, de son bouilli, de décoction de plantes mucilagineuses ou tanniques. Ces moyens sont très imparfaits à coup sûr, mais ils sont utiles. Il ne faut pas
les rejeter. A moins que... ; nous y reviendrons.

MODE D'EMPLOI DE L'EAU

L'eau s'emploie sous forme de lotions, de pulvérisations, de pansements humides, de cataplasmes,
de bains locaux ou généraux, de douches générales,
de douches locales.

LOTIONS

La lotion se fait avec un tampon de coton abondamment imbibé. Si légère soit-elle, la friction,
même avec un tampon humide, peut, en quelques
cas, être une cause d'irritation : dans ce cas, on
doit, et toujours on peut la remplacer avantageusement par une irrigation sans pression. L'emploi
du bock est très commode.

Devergie, en cas d'eczéma localisé très aigu, mettait la région malade dans une sorte de hamac, et,
à l'aide du bock, faisait, sans pression, une irrigation dont la température, progressivement décroissante, arrivait presque à celle de l'eau froide ; il
faisait une ou deux applications dans la même
journée, et chacune d'une durée d'une heure ou

d'une heure et demie. Il dit avoir obtenu de cette pratique les meilleurs résultats.

PULVERISATIONS

La pulvérisation risque moins d'irriter que la lotion, pourvu que sa température ne soit pas trop élevée. Mieux que la lotion (sauf faite suivant le procédé Devergie), elle ramollit les croûtes, elle les entraîne avec les déchets épidermiques quand son débit d'eau est suffisant.

Elle est faite à peu près toujours avec le pulvérisateur à vapeur, instrument dont le maniement paraît très commode, mais qui est loin de donner tout ce qu'on en espère. Le pulvérisateur à vapeur est une variété d'injecteur, et tous les ingénieurs savent combien un bon injecteur est rare. Le jet de vapeur ne s'use pas toujours en son entier à pulvériser l'eau ; une partie en arrive aux tissus sous forme de vapeur, qui ramollit, c'est vrai, les croûtes mieux que l'eau pulvérisée, mais qui arrive trop chaude aux tissus et les irrite si la distance d'application n'est pas suffisante. Et si la pulvérisation est régulière, la quantité d'eau pulvérisée ne sera pas assez abondante pour entraîner les croûtes et les déchets épidermiques.

La meilleure pulvérisation est celle que produit, avec une pression de 2 kilos 1/2 ou même 2 kilos, une colonne d'eau de 1 $^{m}/^{m}$ 1/2 à 2 $^{m}/^{m}$ de section, venant se briser sur une surface métallique parabolique ou sur un cercle en toile métallique ; avec le brisement sur la surface métallique, on a la pulvérisation la plus fine ; en employant des toiles métalliques à mailles plus ou moins fines (ce qui n'est qu'un perfectionnement de la seringue avec laquelle les fleuristes lavent leurs fleurs sans en détacher les pétales), on a des gouttelettes de volumes différents : c'est la technique Sales-Girons, celle que l'on emploie dans toutes les stations thermales, et qu'il serait bien facile d'utiliser à Paris, puisque la pression oscille dans nos canalisations entre 2 et 4 kilos.

Dans une maison qui a l'eau chaude, il suffit de brancher sur la conduite un tuyau de caoutchouc à parois résistantes, terminé par un jet, dans le genre de ceux qu'emploient nos douches filiformes, et d'y ajouter un appareil à pulvériser comme ceux qu'ont fait, pour nos confrères Civatte et Clément Simon, les maisons Guesnier et Roger Muller. Quand l'eau de la canalisation est froide, il faut ajouter à ces dispositifs une rampe à gaz et un thermomètre. Beaucoup de malades feraient volontiers les frais d'une pareille installation, et nous ne comprenons vraiment pas son inexistence dans les services de dermatologie et de chirurgie.

PANSEMENTS HUMIDES

La technique classique en est : prendre une dizaine de doubles de mousseline ou de tarlatane, les faire bouillir pour en enlever l'apprêt et les aseptiser, les tremper dans de l'eau bouillie ou dans une décoction de plantes, les exprimer et les appliquer, une fois tièdes, sur la région malade, après en avoir enduit le pourtour d'une couche d'une pâte un peu épaisse. Par-dessus les doubles de tarlatane, on met une couche de coton non hydrophile ; on recouvre le tout d'un imperméable, et on ne renouvelle le pansement que deux fois par vingt-quatre heures ; et, dans la crainte de léser l'épiderme, on interdit l'addition de tout antiseptique, même en aussi petite proportion que ce soit.

Si classique que soit cette technique, il y a des années que nous soutenons qu'elle est franchement mauvaise. On a reproché aux bains de favoriser les auto-inoculations; que dire du pansement tel qu'on le conseille ? humidité, température élevée, décoctions végétales, espace clos, ramollissement de l'épiderme : toutes les conditions sont réunies pour qu'on ait un milieu de culture parfait et de multiples chances d'auto-inoculations.

Et pourtant, puisque le pansement humide est en certains cas de grande utilité, il faut bien le conserver ; mais il faut le faire autrement. Enduire le pourtour de la plaque d'une pâte épaisse et adhérente, employer des compresses préalablement bouillies, ne les appliquer que tièdes après les avoir trempées dans un liquide à peu près isotonique, ne contenant pas de substances fermentescibles, auquel on aura ajouté un soupçon de sulfate de zinc ou de sulfate de cuivre, dose trop faible pour tuer le microbe, mais suffisante pour empêcher son développement ; on pourrait peut-être remplacer sulfate de zinc et sulfate de cuivre par un peu d'émulsion de coaltar. Si le pansement peut être surveillé, on ne le recouvrira pas d'un imperméable et on l'arrosera de temps en temps avec un peu du liquide qui a imbibé la compresse, de manière à éviter sa dessication et l'élévation de température. Si le pansement ne peut pas être surveillé d'assez près, on tolérera l'imperméable, mais le pansement sera renouvelé toutes les deux ou trois heures, au lieu de ne l'être que deux fois en vingt-quatre heures.

Le pansement humide n'est possible que sur des surfaces restreintes ; on ne peut pourtant pas priver un eczéma étendu, et même généralisé, des avantages du pansement à l'eau.

ENVELOPPEMENTS

On doit, dans ce cas, faire le grand enveloppement avec la technique du drap mouillé, en ayant soin de choisir pour le faire une étoffe fine et usée. Le malade ne sera pas mis dans une couverture par-dessus son drap humide ; il sera tout bonnement recouché avec un édredon si c'est nécessaire ; dans le lit, le peignoir ou le drap employé resteront humides assez longtemps, surtout si on ajoute un peu de glycérine au liquide. On n'essuyera pas, et le pansement enlevé, on poudrera très largement. Inutile de dire que le matelas sera protégé par un imperméable, mis entre lui et le drap. Si une première application de ce pansement a soulagé le malade, si difficile qu'elle soit à bien faire, on la renouvellera.

CATAPLASMES

En dermatologie, on n'emploie plus que le cataplasme d'amidon. Pour le faire bien, on prend poids égaux d'amidon, ou de fécule de pomme de terre ou de fécule de riz, et d'eau froide. On délaie et on attend que les grains d'amidon soient gonflés. On ajoute à ce moment huit fois le poids d'amidon ou de fécule d'eau bouillante ; on agite et on met sur le feu, le temps de prendre un bouillon. Le cataplasme est fait, il n'y a plus qu'à en mettre dans un sac en mousseline une quantité suffisante pour avoir une épaisseur d'environ deux centimètres. Le cataplasme devra être supprimé ou renouvelé aussitôt sa dessication manifeste.

Si, à l'eau destinée à la préparation du cataplasme, on a ajouté un peu de glycérine, sa dessication en sera retardée ; si la quantité de glycérine est un peu importante, on aura ajouté à l'action calmante du cataplasme l'action décongestionnante de la glycérine.

On conseille en général de n'appliquer le cataplasme que froid. Nous croyons qu'il vaut mieux que sa température soit à peu près celle de la région qu'il devra recouvrir : quand on se trouve en présence d'une dermatose à l'état aigu, il vaut toujours mieux éviter les réactions qu'amènerait une différence notable de température ; il est vrai que le refroidissement sur place du cataplasme agirait peut-être à la manière de l'irrigation, suivant le procédé Devergie.

DOUCHES

Dans l'emploi de la douche, la technique est tout.

L'hydrothérapie générale est employée contre tous les prurits, mais surtout contre les prurits généralisés, même si le prurit est accompagné d'une éruption à l'état subaigu. La douche générale tiède, sans pression, baveuse, suivant la méthode Jacquet-Brocq, est un des meilleurs calmants, mais elle calme le prurit par son action sur l'état général, en sidérant en quelque sorte le système nerveux. La douche à plus forte pression, franchement chaude, mais constituée par la réunion de jets très minces, comme dans la douche

en pomme d'arrosoir, ou la douche en cercles, a
une action différente, une action de surface ; elle
agit directement sur le tégument, au lieu de n'agir
qu'indirectement par l'intermédiaire du système
nerveux général. On la trouve indiquée déjà dans
les vieux auteurs français.

HYDROTHERAPIE LOCALISEE

Mais, en dermatologie, on peut employer une
autre hydrothérapie que l'hydrothérapie générale,
celle que nous avons appelée l'hydrothérapie localisée.

Avec des jets à petites sections de 0,0015 $^m/^m$ à
0,002 $^m/^m$, et une pression qui pourra varier, suivant les indications, de 1 kil. 500 à 3 kilos, une
température moyenne et une durée d'application
qui peut aller jusqu'à la demi-heure, on décape au
moins aussi bien que par tout autre procédé une
plaque de psoriasis inveterata, on aide énormé-
ment à l'action des pommades, et notre impression est que la plaque, traitée avec l'aide de la
douche, récidive moins que celle qui n'est traitée
que par les pommades.

Nous avons, parfois, blanchi des plaques de psoriasis sans autre traitement que la douche. Le
résultat de cette douche est, au moins, aussi bon
contre les eczémas torpides, surtout quand ils s'ac-
compagnent d'infiltration des tissus ; et quand
cette infiltration des tissus se trouve dans l'état
subaigu de l'éruption, il n'y a pas à hésiter à dou-
cher quand même. Cette douche peut remplacer les
doigts, pour le massage du visage, dans les cas où
il est indiqué.

L'installation de cette hydrothérapie est très facile à Paris, puisque la pression de l'eau ménagère oscille entre 4 kilos et 2 kilos 1/2. Quand il existe de la véritable lichenification et du prurit à son niveau, cette douche n'est plus suffisante : il faut prendre un jet plus fin, un jet de un demi-millimètre, et employer une pression plus forte de 4 jusqu'à 7 kilos. Ces dernières pratiques rentrent dans ce que nous avons appelé la méthode de la douche filiforme.

Nous rappelons que si les tissus sains, ou seulement lichenifiés, résistent à une pression, on peut dire si élevée soit-elle, les tissus morbides sont, au contraire, facilement broyés, dilacérés, entraînés ; l'eau sous pression assez forte, avec un jet de volume approprié, devient le meilleur procédé de curetage et fait un curetage vraiment effectif.

Nous avons dit le peu de bien que nous pensons du pulvérisateur à vapeur. Nous regrettons fort que les fabricants aient surajouté l'ajutage pulvérisateur à la simple chaudière productrice de vapeur. L'absence d'un appareil nous a fait perdre l'expérience de la douche de vapeur, mais tous nos anciens étaient unanimes à chanter ses louanges. Songeons-y, et obtenons qu'on nous mette en main un appareil maniable et donnant un jet de vapeur d'un volume suffisant.

Si les non-dermatologiques ont eu le tort de condamner toutes les dermatoses aux bains alcalins ou sulfureux, les dermatologistes contemporains ont été aussi loin de la vérité en proscrivant les bains comme ils l'ont fait.

Personne ne croit plus, ce nous semble, que le bain favorise les auto-inoculations, et nous espérons démontrer que, par le bain seulement, on a chance de faire une désinfection cutanée générale.

On a eu parfois, c'est indiscutable, des inconvénients à baigner des eczémas véritables en période d'activité ; mais Devergie, déjà, faisait remarquer que certaines peaux pouvaient bien ne pas aimer l'eau, puisque d'autres ne toléraient pas les graisses, et d'autres pas les poudres.

Et les eczémas véritables ne sont que petite partie de la dermatologie : nous doutons qu'on ait jamais eu d'inconvénient à baigner des eczématides, des parakératoses, des épidermomycoses, etc. A la condition, c'est vrai, qu'on ait employé une eau convenable et que le bain ait été convenablement donné. N'oublions pas que certaines stations hydrominérales conservent leur clientèle de dermopathes, quoiqu'on les y baigne et bien plutôt parce qu'on les y baigne tous les jours, et souvent, hélas! sans les précautions qui seraient indiquées.

Le bain, sauf le bain aux émulsions de goudron ou de coaltar, ne sera jamais un modificateur très énergique ; mais il permet de débarrasser la peau de tous les germes, causes de ces infections, qui se surajoutent à la plupart des dermatoses, des déchets épidermiques, des restes de pansements, etc., toutes causes d'irritation cutanée ; et, grâce à certaines additions, nous pourrons aller plus loin et avoir une action désinfectante véritable.

Une dermatose un peu irritable ne tolère pas, nous le reconnaissons, toutes les eaux ; quand on a à sa disposition une eau dure, il faut en modifier les qualités, et nous étudierons les moyens d'obtenir ce résultat.

Mais, quelles que soient les qualités de l'eau, il faut, avant toute chose, que le bain soit pris avec les précautions ordinaires.

Le médecin ne doit pas décider d'avance de la température exacte que devra avoir le bain ; il ne doit surtout pas le prescrire à 34°, température que bien peu accepteraient, sauf par les journées très chaudes. La température du bain doit être celle qui donne au patient une sensation agréable, et presque chacun a sa thermoesthésie spéciale, variable, du reste, suivant la température extérieure : par une journée froide, on a besoin de 1 ou 2° de plus que pendant une journée chaude. Cette température agréable de l'entrée du bain doit être maintenue à peu près constante pendant toute sa durée ; il ne faut par l'augmenter peu à peu, comme on a trop de tendance à le faire.

La durée du bain ne doit pas non plus être décidée d'avance. Il faut surveiller la réaction qui se fait pendant le bain. Si la région malade rougit, le bain est mal supporté : il faut raccourcir sa durée ;

si la coloration, au contraire, s'atténue, le bain agit
utilement : il faut le prolonger un peu. Cette atté-
nuation de la coloration ne persistera guère après
la sortie du bain, mais elle est quand même un signe
de son utilité.

A la sortie du bain, le malade sera enveloppé
d'un peignoir en toile souple ; bien éviter qu'il soit
trop chaud, ne pas frictionner le malade et le
remettre, toujours enveloppé de son peignoir, dans
son lit, qu'on aura eu la précaution de ne pas laisser
se refroidir. Le malade devra évidemment être pansé
bientôt après, suivant les indications données par
la lésion, mais il vaudra mieux le laisser tranquille
au lit un peu de temps avant de s'occuper de son
pansement ; tout au plus devrait-on, en certains
cas, faire un poudrage général, sans découvrir le
patient.

Un bain donné dans ces conditions sera le bain
calmant, le bain émollient, que prescrivaient bien
souvent nos anciens. C'est le bain destiné à un
eczéma ou à toute autre dermatose lésant l'épiderme.

Quand le bain est destiné à calmer un prurit
généralisé sans altération apparente du tégument,
ou seulement avec lichenification, sa technique doit
être toute différente. Il faut que, dès le début, le
bain donne déjà l'impression d'un bain chaud, et il
faut progressivement, mais rapidement, en élever
la température, suivant ce que le malade peut supporter : en général, jusqu'à 40-42°. Ce bain doit
être court, ne pas durer plus d'une vingtaine de
minutes, dont les cinq dernières seulement à la température maxima. On aura eu soin de laisser la
croisée du cabinet entr'ouverte pendant la durée
du bain, et le malade s'assoiera pour se faire

essuyer, de manière à éviter la sensation de vertige. Remis au lit, le malade aura presque toujours, surtout après deux ou trois bains, une sudation assez abondante. Naturellement, cette pratique n'est à conseiller ni à ceux qui n'ont pas une circulation normale, ni à ceux qui ont dépassé la soixantaine.

Tous ces bains ont l'inconvénient de ne pouvoir être prescrits qu'aux malades qui ont une baignoire dans l'appartement.

La technique du bain ne supprime pas l'importance des qualités de l'eau.

Quand nous avons parlé de l'eau en général, pour ne pas nous éloigner trop de la tradition, nous avons conseillé d'ajouter à l'eau de Paris, rendue isotonique, toutes les antiques décoctions mucilagineuses : notre opinion de fond est que le conseil a des chances d'être abominable. Il est probable que le bain simple, et surtout le bain dit émollient, ont l'inconvénient d'amener le gonflement des cellules épidermiques, ce qui expliquerait peut-être leur nocivité en certains cas. Les styptiques, les astringents, ajoutés à l'eau d'un bain, ont, eux, une action tout à fait différente ; on admet que, par combinaison avec les albumines, ils donneraient naissance à des composés insolubles, qui compriment les cellules, et, par ce mode d'action, modèrent ou diminuent le gonflement et la prolifération des éléments cellulaires du tissu conjonctif. Les principaux astringents que nous pourrons ajouter à l'eau des bains sont l'alun, le silicate de soude ou de potasse, les sulfates de fer, de zinc ou de cuivre et, en moins énergique, les décoctions de substances tanniques, feuilles de ronces, de busserolle, de noyer (qui serait très à recommander, même comme traitement de certaines dermatoses, s'il n'y avait l'inconvénient de la coloration persistante), écorce de chêne, d'orme, etc.

Notre expérience de la balnéothérapie s'est faite à la Bourboule ; les règles, les précautions, qui nous y ont paru bonnes pour la conduite des bains, et que nous venons d'indiquer, doivent être de mise partout et toujours. Mais, de ce que nous donnaient les bains d'eau de la Bourboule, nous ne pouvons pas conclure, nous le savons, à ce que peut donner un bain d'eau de Paris, ni à ce que peut donner l'eau de Paris, additionnée de substances diverses. Pour essayer de le savoir, nous allons expérimenter.

Nous condamnons à un bain journalier, ou à peu près journalier, une peau intacte depuis nombre d'années, mais susceptible par nature, puisque anciennement psoriasique, et qui aurait bien le droit de redevenir susceptible de par la fréquence des bains qui vont lui être imposés. Tous les bains auront cinquante minutes de durée, leur température initiale sera de 38°; nous ne la laisserons pas descendre au-dessous de 36°, et nous demanderons à la peau baignée de nous dire les sensations qu'elle éprouvera. Décrire une sensation est peut-être un peu difficile, mais nous récolterons à coup sûr des impressions : nous saurons si telle addition fait le bain agréable ou désagréable à la peau, confortable, dirait une peau anglaise. Malheureusement, la baignoire dont nous pouvons disposer est en zinc, et il y aura à tenir compte de l'action de ce métal sur les bains de sulfates et sur les bains acides ; nous pourrons même avoir production de courants électriques, d'une intensité trop faible, d'ailleurs, pour conférer au bain, de ce fait, une action spéciale.

BAINS SIMPLES

Peu agréables au bout d'un moment. Les moindres irritations cutanées rougissent : on a la sensation d'une irritation superficielle du tégument, sensation qui persiste assez longtemps après le bain. Ce n'est à coup sûr pas un bain à conseiller à un eczémateux, ni même, un peu long, à une peau intacte très susceptible. En revanche, il semble qu'une peau normale doive, sans le moindre inconvénient, le supporter pendant la vingtaine de minutes que doit durer un bain de toilette.

BAIN ALCALIN

100 grammes de carbonate de soude, ajoutés au bain, amènent un précipité assez notable, constitué, pour les eaux séléniteuses, par du carbonate de chaux en grains excessivement fins, qui flottent et donnent à l'eau un aspect louche. Pendant le bain, pas de sensation nettement désagréable ; mais, après le bain, picotements légers, disséminés sur tout le corps, et sensation de sécheresse des téguments, surtout au niveau de la paume des mains, qu'on a envie de glycériner. Bain qui doit être rarement à recommander : tout l'épiderme pâtit certainement de l'action de l'alcalin.

BAINS GELATINEUX

Nous avons employé 200 grammes de gélatine concassée, que nous avons laissé se gonfler à l'eau froide pendant vingt-quatre heures. Il faut être prévenu que, à moins de s'offrir de la grénétine, on

a un bain un peu coloré, et que si on met la gélatine gonflée au fond de la baignoire, et que l'on fait
couler l'eau par-dessus, il se produit une mousse
assez abondante, qu'on peut faire disparaître en
promenant simplement, à la surface de la baignoire,
un morceau de savon : preuve, comme nous le
disons ailleurs, de la facilité avec laquelle le savon
modifie la tension superficielle des liquides. Le bain
gélatineux est moins désagréable que le bain d'eau
commune, mais ce n'est pas encore le bain confortable ; et on a avec lui, atténuée il est vrai, la sensation d'irritation superficielle que donne le bain
simple.

BAIN D'AMIDON

Nous avons laissé 500 grammes d'amidon se
gonfler pendant douze heures, dans le fond de la
baignoire, avec de l'eau froide ; nous avons négligé
de le faire bouillir et nous sommes contenté de
faire couler, par-dessus, l'eau chaude à 60 ou 70°.
Le bain a été bien plus agréable que le bain de gélatine, et l'aurait été sans doute bien davantage si on
avait préalablement transformé l'amidon en empois.
C'est au bain d'amidon que nous donnons la préférence comme bain émollient.

BAIN D'ACIDE CHLORHYDRIQUE

100 grammes d'acide chlorydrique, ajoutés à
environ 200 litres d'eau commune, donnent un
bain absolument limpide, à peine acide au papier
de tournesol. Il ne contient d'ailleurs pas 100 grammes d'acide chlorydrique libre ; avec des eaux très
carbonatées calciques, il n'en contiendrait même

pas du tout, et le bain serait en réalité à base de chlorure de calcium. Mais, avec une quantité même notable d'acide libre, il constitue un bain absolument agréable, pendant lequel on n'éprouve aucune sensation d'astringence : on a la sensation très nette que la peau est devenue plus douce. Il semble bien qu'il y ait une action spéciale sur l'épiderme, et que ce bain, agréable bain de toilette, doive devenir peut-être spécialement indiqué pour toutes les xérodermies, spécialement pour l'ichthyose.

On sait d'ailleurs que, suivant Arrhénius, dont la théorie est universellement adoptée, la plupart des molécules cristalloïdes, en dissolution dans l'eau, sont dissociées, et ceci en dehors de toute action électrique. Pour un même électrolyte, nom que l'on donne à ces corps dissociables, la séparation des ions, ionisation de la solution, suivant le terme adopté, sera d'autant plus grande que la solution sera plus étendue. Dans les solutions diluées d'acide chlorydrique, il y a, en réalité, de l'hydrogène et du chlore, de même que dans les solutions de chlorure de calcium, de chlorure de sodium, etc.; si la dissolution est suffisante, les sels sont totalement dissociés en calcium, sodium, d'une part, et chlore, d'autre part.

Et notre expérience personnelle nous a permis de constater que les eaux minérales les meilleures pour la peau sont des eaux qui contiennent, à côté de bien d'autres composants, il est vrai, de 2 à 3 grammes de chlorure de sodium par litre.

BAINS D'ACIDE ACÉTIQUE

100 grammes d'acide acétique cristallisable, ajoutés à l'eau du bain, lui laissent naturellement toute sa limpidité. Le bain est très acceptable, mais

pas agréable comme ceux de sulfate de fer, d'acide chlorhydrique de silicate de soude, ou tout simplement d'acide chlorhydrique. Le bain d'acide acétique laisse une certaine sensation de chaleur à la peau.

BAIN DE SULFATE DE FER

Le bain de sulfate de fer est le type des bains astringents. « Les styptiques ou astringents, dit Pouchet, sont des substances qui déterminent une modification moléculaire transitoire des cellules avec lesquelles elles sont en contact. Par combinaison avec l'albumine, ils donnent naissance à des composés insolubles, qui se condensent, couvrent et compriment les tissus sous-jacents. Ils modèrent et diminuent le gonflement des éléments cellulaires du tissu conjonctif, restreignent l'hyper-sécrétion muqueuse, et empêchent les exsudats et le pus de se former. »

Nous connaissons l'action siccative des poudres de carbonate de fer : les anciens dermatologistes recherchaient cette action par l'emploi de pommades au sulfate de fer, et utilisaient les solutions de ce sel pour badigeonner les eczémas.

Nous avons toujours cru que le bain au sulfate de fer doit entrer dans la pratique journalière courante. Nous l'avons vu très bien réussir sur des dermatoses désépidermisées, sur des dermatites polymorphes douloureuses et sur des pemphigus foliacés.

Quand on ajoute, sans addition d'acide, 200 grammes de sulfate de fer à 250 litres d'eau commune, il se produit instantanément, surtout si la dissolution est effectuée à chaud, un trouble très considérable :

il semble que la plus grande partie du fer soit précipitée. En réalité, la balance montre que la précipitation n'est que partielle et qu'il reste une notable
partie de sulfate non transformé. Le précipité est
formé de parcelles très ténues, qui flottent pendant
longtemps dans le liquide, lequel ne s'éclaircit qu'à
la longue et reste toujours louche, même après plusieurs filtrations sur coton.

Ce bain, très désagréable à l'œil, ne l'est pas du
tout à la peau, qui a une très nette sensation d'astringence ; et l'on peut se demander si la présence
du sel de fer précipité, sous forme de particules
extrêmement ténues, ne confère pas à ces bains
une activité spéciale.

Avec les mêmes 200 grammes de sulfate de fer,
si l'on a eu la précaution d'ajouter, au préalable,
100 grammes d'acide sulfurique à l'eau du bain, la
solution du sel se fait sans précipité et se maintient
parfaite ; et on a un bain très agréable, qui laisse
aux téguments une sensation nette de bien-être.
C'est, jusqu'à présent, le bain le plus agréable de
la série ; il nous a semblé, qu'en présence d'acide
sulfurique, la sensation d'astringence était peut-
être moins nette. Si l'on porte, avec addition de
100 grammes d'acide chlorydrique, la quantité de
sulfate de fer à 500 grammes, on obtient un bain
nullement désagréable, qui ne donne à la peau
aucune sensation spéciale, sauf pendant les dernières minutes, où on a peu l'impression d'une
action styptique. Ce bain est encore agréable, mais
on a l'impression que la peau est moins douce
qu'avec le bain ne contenant que de l'acide chlorhydrique.

BAIN D'ALUN

Autrefois, avec addition de 50 grammes d'alun, nous avions obtenu un bain très agréable avec une eau d'une extrême limpidité. Cela tenait-il à la pureté de l'eau employée ? Avec la même quantité, et avec un alun d'une autre provenance d'ailleurs, nous avons eu formation de parcelles excessivement ténues, restant très longtemps en suspension. Cela tient, évidemment, à la précipitation d'une partie du calcaire de l'eau. Après la sortie du bain, les particules se sont précipitées au fond de la baignoire, dont l'eau est devenue limpide. Pendant le bain, sensation de dépôt sur le tégument d'une substance un peu visqueuse ; il peut y avoir un peu d'alumine entraînée. Bain agréable, qui semble avoir assoupli l'épiderme : cette sensation est surtout nette dans la paume des mains ; on peut dire sensation savonneuse, qui persistera pendant des heures après le bain. On a bien l'impression que toute la surface épidermique a été modifiée, qu'il y a une action astringente ; elle est certainement différente de celle que donne le bain au sulfate de fer.

Avec 200 grammes d'alun, quantité inférieure à celle que precrivaient parfois nos anciens, l'aspect de l'eau est presque laiteux, par augmentation du précipité que l'on obtient déjà dans le bain à 50 grammes d'alun : le bain, bien moins désagréable qu'un bain au carbonate de soude, n'est pas un bain agréable pourtant. On n'a pas la sensation d'astringence, mais des picotements superficiels disséminés. Remarquons d'ailleurs que si l'eau du bain était une eau distillée, ou une eau pure, le bain d'alun serait, en réalité, un bain acide, car la solution de sulfate d'alumine et de potasse a une réaction très acide au tournesol. Mais notre bain n'est pas à base d'eau distillée.

On a sur tout le corps, et surtout aux mains, une impression de viscosité, les poils de la barbe sont presque agglomérés entre eux ; après essuyage, si on plonge un bras dans l'eau, on ne le mouille pas uniformément, il se forme des gouttelettes sans adhérence à la peau, presque ce qui se ferait à la suite d'une friction avec un corps gras. A coup sûr, avec le bain contenant 200 grammes d'alun, il y a une action réelle sur toute la surface épidermique : resterait à préciser les indications de ce bain.

BAIN AU SILICATE DE SOUDE

Aspect de l'eau très légèrement opalin, et cet aspect semble augmenter un peu avec la durée du bain, mais cette opalescence n'a rien de commun avec le léger trouble que donne l'addition de carbonate de soude à l'eau commune. Bien que la réaction de la dissolution de silicate de soude soit alcaline au tournesol, la sensation n'est pas du tout celle de peau sèche que donne le bain alcalin. On peut bien dire qu'on a une sensation d'astringence, mais d'une astringence très spéciale, absolument différente de celle que donnent les bains d'alun ou de sulfate de fer. L'épiderme sort blanchi du bain ; le bain est agréable, nous lui avons donné comme note : bain pour élégante.

Mais si, au bain, en même temps que le demi-litre de silicate de soude, on ajoute 200 grammes d'acide chlorhydrique, l'aspect de l'eau est celui de l'eau naturelle. L'opalescence n'existe à peu près plus, on ne voit pas le moindre précipité dans la baignoire, pas plus que dans un verre où on a laissé l'eau du bain pendant une heure. Et ce bain ne donne même pas la légère sensation d'astringence qu'on avait avec le bain sans acide. D'ailleurs, sa composition est différente : une partie de la silice du silicate est libérée par l'acide et reste, du fait de la dilution, dissoute ; et la composition du bain est alors complexe, puisqu'il contient à la fois du chlorure de sodium, du chlorure de calcium, de la silice et du silicate de potasse. Sans, mais surtout avec addition d'acide, le bain au silicate de soude est un bain très agréable.

BAIN DE SULFATE DE ZINC

250 grammes de sulfate de zinc avec addition d'acide. Il se produit presque immédiatement une substance grisâtre, qui vient flotter à la surface de l'eau du bain : impuretés possibles du sel, mais, surtout, production de carbonate de zinc au dépens du carbonate de chaux de l'eau. Bain agréable, aussi agréable que le bain d'amidon : aucune sensation d'astringence, ni d'irritation cutanée, si petite soit-elle.

Bain avec 500 grammes de sulfate de zinc et 100 grammes d'acide chlorhydrique. Cette fois-ci, nous n'avons aucun précipité flottant dans l'eau du bain, qui reste très limpide, le carbonate de zinc ne pouvant se former en présence de l'acide chlorhydrique. Mais, sur les parois de la baignoire, si elle est en zinc, précipité noirâtre s'attachant fortement au tégument, que nous n'avons pas d'ailleurs analysé, et ne se produisant pas avec une baignoire émaillée ou en faïence. Ce bain, ni pendant ni après, ne donne pas une sensation désagréable.

Lasègue (*Etudes médicales*, t. II : « Des bains chauds », p. 1137) conseillait les bains au sulfate de zinc, à 30 grammes par bain. Il est bien évident, qu'à moins de pouvoir mettre dans la baignoire de l'eau distillée, ou tout au moins de l'eau très pure, les carbonates des eaux calcaires transformeront ce sulfate, et que le bain sera en réalité à base de carbonate de zinc.

BAIN AU SULFATE DE CUIVRE

Avec 200 grammes de sulfate de cuivre par bain, sans addition d'acide, le bain est immédiatement trouble, de couleur bleu cendré, presque de celle de la bouillie bordelaise, par production d'hydrocarbonate de cuivre : il se fait à la surface une mousse à très fines bulles; réaction sensiblement neutre au tournesol. Il se produit vite sur les parois de la baignoire un dépôt noir adhérent, adhérant aussi à toutes les parties du corps qui la touchent, dépôt difficile à enlever et sur la baignoire et sur le tégument, sauf au savon. Cette réaction est naturellement due à l'attaque du sulfate de cuivre par le zinc, et le précipité, dans ce cas, contient à la fois du carbonate et de l'oxyde de cuivre : avec une baignoire émaillée, il se produit seulement du carbonate de cuivre.

Et c'est, en somme, un bain de carbonate de cuivre, c'est-à-dire de vert-de-gris, que donnait Lasègue quand il faisait dissoudre seulement 20 grammes de sulfate de cuivre dans les 200 à 300 litres d'eau commune, toujours calcaire, qu'est l'eau de Paris.

La production de l'oxyde de cuivre, quand on utilise une baignoire en zinc, est d'ailleurs le seul inconvénient de ce bain qui, quoique l'eau n'ait pas été acidifiée, est un bain très agréable.

Avec 500 grammes de sulfate de cuivre, préalablement dissous dans un vase de faïence avec 2 litres d'eau et 100 grammes d'acide chlorhydrique, on a d'abord un bain très limpide : il ne peut se produire, en effet, de carbonate de cuivre en milieu acide. Mais, au bout d'un instant, commencent à flotter des parcelles ocre qui feraient penser à un oxyde de fer. A partir de ce moment, se dépose peu à peu, sur les parois de la baignoire, une poudre noire adhérente, que nous avons déjà eu au bain précédent, qui est due, comme précédemment, à l'attaque du cuivre par le zinc, attaque que la présence de l'acide favorise. Le dépôt est plus abondant et semble plus gras. Mêmes inconvénients pour le nettoyage de la baignoire et la toilette du corps qu'avec le bain précédent, inconvénients qui n'existeront pas en employant une baignoire émaillée : bain donnant une sensation d'astringence qui, d'ailleurs, ne persiste pas du tout.

Ce bain, contenant 2 gr. 50 de sulfate de cuivre par litre, nous a paru si peu agressif pour la peau, que, dès le lendemain, nous en avons pris un avec un kilo de sulfate de cuivre préalablement dissous, avec addition, cette fois, de 100 grammes d'acide sulfurique et de 60 grammes d'acide chlorhydrique.

L'addition de cette solution à l'eau du bain amène immédiatement la production de particules rouge-brun, qui flottent, et dont la dimension aug-

mente un peu avec le temps ; et quand on les écrase,
on a une très fine poussière noirâtre d'oxyde de
cuivre, au moins aussi, sinon plus abondante,
qu'avec le bain précédent : toujours dépôt noir sur
les parois de la baignoire et les parties du corps
qui arrivent au contact de ces parois ; la toilette
nécessite un savon et un brossage sérieux, sans
quoi le tégument conserverait sur presque toute sa
surface un véritable dépôt.

Ce bain, pas désagréable du tout, produit pourtant, de-ci, de-là, quelques picotements : la dose de
5 grammes par litre de sulfate de cuivre est très
bien supportée par une peau normale, mais on
a l'impression d'être arrivé à peu près à la dose
limite.

BAINS SULFUREUX

Nous n'avons pas expérimenté les bains de sulfure : ni la peau, ni les narines de notre patient ne
veulent les accepter. Il nous semble cependant que
là où il serait indiqué, et quand on voudrait faire
bénéficier la peau d'un malade de l'action du
soufre lui-même, il y aurait lieu de substituer, au
bain classique au monosulfure de sodium, une solution de pentasulfure de sodium, que l'on obtient
très facilement en faisant dissoudre, même à froid,
du soufre dans la solution de monosulfure. Le
soufre, dans ces conditions, s'il y est combiné, est
à l'état de combinaison très aisément dissociable.
Nous avons constaté, en effet, qu'une solution de
soufre, dans le monosulfure de sodium, cède au
simple traitement par le sulfure de carbone une
très grande partie du soufre qui y semble combiné.

BAINS DE COALTAR, DE GOUDRON
VEGETAL, D'HUILE DE CADE

Nous avons voulu essayer des bains à l'émulsion de coaltar. Le produit que nous avons obtenu après de multiples essais nous a montré que, pour un grand bain tout au moins, la question n'était pas convenablement résolue.

Les bains d'émulsions de goudron végétal ou d'huile de cade, nous les connaissons à fond, puisque, le premier très probablement, en 1898, nous en avons usé fréquentes fois à l'hôpital Broca. Ils ont le très léger inconvénient de laisser précipiter sur les régions velues de très fines gouttelettes de goudron, que le moindre savonnage enlève très facilement, et ils ont pour eux d'être le véritable traitement des psoriasis généralisés, au moins dans les variétés superficielles.

Nos recherches ont été faites avec, comme sujet, une peau normale : il restera à les recommencer sur des peaux malades. Nous n'avons jamais eu un service à notre réelle disposition, hélas ! Nous n'avons même plus de clientèle ! Tout ce que nous pouvons, c'est souhaiter d'avoir guéri certains de leur terreur des bains, assez pour qu'ils veuillent bien essayer leur emploi. Et nous reconnaissons qu'il ne sera pas facile de faire ces essais, les services de bains des hôpitaux semblant n'avoir été prévus que pour les galeux ; on ne pourra étudier sérieusement balnéothérapie dermatologique et hydrothérapie localisée que le jour où une petite salle serait annexée aux services.

Pour nous, nous croyons pouvoir conclure déjà que le bain dit alcalin est à supprimer complètement ; que le bain d'eau simple, correctement pris, peut être supporté par toutes les peaux ; que l'addition d'amidon cuit est ce qui permet d'obtenir le meilleur bain émollient ; mais que les peaux, avec l'eau de Paris, préfèrent les bains additionnés d'acide (que le carbonate calcaire sature d'ailleurs partiellement), surtout ceux contenant par litre 0 gr. 50 d'acide chlorhydrique ; que les bains dits astringents sont agréables, mais qu'entre ceux doués de cette propriété il y aura, probablement, des indications à préciser ; qu'une peau non désépidermisée peut, comme bain antiseptique, supporter 5 grammes par litre de sulfate de cuivre ou de sulfate de zinc ; répétons d'ailleurs que ce qui nous est arrivé, pour les bains de sulfate de cuivre (dépôt noirâtre et adhérent d'oxyde de cuivre), est uniquement dû à l'emploi d'une baignoire de zinc, et que, en utilisant une baignoire émaillée ou de faïence, on obtient, avec le sulfate de cuivre additionné d'une quantité convenable d'acide sulfurique ou chlorhydrique, un bain parfaitement limpide.

Avec la baignoire de zinc, on pourra utiliser les bains au sulfate de zinc, que la peau supporte très bien, à une concentration suffisante pour avoir une action antiseptique véritable.

La propreté de la peau est le premier des moyens prophylactiques à employer contre la possibilité des dermatoses.

Elle ne les préviendra pas toutes, elles n'empêchera pas celles qui dépendent uniquement d'un trouble de l'état général, mais elle empêchera les infections surajoutées. La nécessité de la toilette du tégument est admise par tous, mais elle n'est pas toujours correctement faite, pas toujours appropriée aux qualités de la peau, et parfois elle nuit par sa fréquence exagérée.

Les médecins ont accusé l'eau d'un tas de méfaits. Nous doutons fort que, sur une peau à peu près normale, ils soient réels ; même avec l'eau de Paris, ils ne doivent jamais s'avérer après la courte application que nécessite une toilette. Tout au plus pourraient-ils se montrer après un bain trop long, et surtout trop chaud en même temps que trop long. Mais l'emploi de l'eau ne suffit pas pour enlever l'excès des graisses cutanées ni les déchets épidermiques ; il faut aider à l'action de l'eau par celle du savon, dont les médecins ont dit du mal encore plus que de l'eau.

On a pu constater, il est vrai, des irritations consécutives à l'emploi du savon : d'un certain savon exotique très à la mode il n'y a pas longtemps, ou du savon de lessive, dit de Marseille, que trop de gens considèrent, à tort, comme le savon idéal. Les savons qui irritent sont les savons assez chargés en alcali pour en posséder une certaine proportion à l'état libre. Un savon n'est acceptable pour la toilette, il faut bien le savoir, que s'il est à peu près chimiquement neutre ; un bon savon ne doit pas mousser, ou ne mousser que très difficilement, ce qui indique non seulement qu'il n'est guère alcalin, mais même qu'il contient une certaine quantité de matières grasses non saponifiées : huile, beurre de cacao ou lanoline. C'est un savon surgras.

Le savon ne doit pas agir du tout, comme trop de gens le croient, en saponifiant les graisses cutanées. Dans son édition de 1867, le Dorvault disait déjà : « Il s'interpose entre les tissus et les impuretés, détruit leur adhérence en lubréfiant les surfaces, et met ces matières dans un état de division tel qu'elles demeurent en suspension dans l'eau aussi facilement qu'une huile dans une émulsion. »

Avec Beauxis Lagrave, nous avons voulu avoir l'air plus savant ou plus moderne, et nous avons écrit : « Les graisses étant peu miscibles à l'eau, l'eau ne mouille pas la peau, protégée qu'elle est par ses sécrétions ; le savon est un moyen détourné pour permettre à l'eau de mouiller la peau. La présence du savon amène ce résultat en modifiant la tension superficielle, cette force qui s'oppose à la pénétration d'un corps par un liquide qui ne lui est pas complètement miscible. »

Après le savonnage, un rinçage complet s'impose, cela va sans dire. Et comme l'eau de Paris précipite le savon sous une forme insoluble, il est indiqué de faire ce rinçage avec de l'eau acidulée. Cette eau acidulée décompose le savon restant, de manière à conserver sur la peau quelques traces des acides gras du savon. Le bain avec savonnage est le procédé pratique pour faire une toilette générale. On se plonge dans le bain : au bout de dix à quinze minutes, on se savonne, et on se replonge pour quelques minutes dans l'eau à laquelle on a ajouté un litre de vinaigre. Que s'il se rencontrait, pourtant, une peau ne tolérant absolument par le savon, il faudrait remplacer l'emploi du savon par celui des diverses émulsions. L'émulsion du jaune d'œuf est parfaite ; celle à la farine d'amande fraîche, tout autant ; malheureusement, la farine d'amande rancit bien vite. Celle de seigle n'a pas le même inconvénient, elle rend les mêmes services. Dans la toilette au jaune d'œuf, on bat d'abord le jaune d'œuf sans addition d'aucun alcool, malgré la tradition ; pour l'emploi des farines, le plus commode est de les mettre dans un nouet de mousseline qu'on laisse tremper un moment dans l'eau chaude, et avec lequel on fait ensuite une longue friction.

L'émulsion de farine nécessite, elle aussi, un rinçage complet. Les décoctions de saponaire ou de bois de Panama agissent, en raison des saponines qu'elles contiennent, à la manière de toutes les émulsions.

Une peau épaisse, ou surtout séborrhéique, ne nécessite, on peut le dire, aucune précaution ; elle se charge, par ses sécrétions naturelles, d'entretenir toujours une quantité suffisante de substances grasses à la surface du tégument. Il n'en est pas de même des peaux xérodermiques. Celles-là ne sécrètent pas de sébum en quantité suffisante. Il faut y remédier par onction, après le bain, avec un cold-cream qui peut pénétrer les épidermes, ou avec la glycérine qui ne les pénètre pas, mais donne quand même un bon résultat. Pour rendre l'onction plus facile, on étend la glycérine de son volume d'eau. L'onction générale à la glycérine a un inconvénient: c'est de donner une sensation de froid bien désagréable, au moins en hiver.

Un nombre assez considérable de femmes disent ne pouvoir faire la toilette de leur visage que par une friction avec un tampon de coton imbibé de cold-cream ; nous ne sommes pas certains que la remarque soit exacte. Qu'un visage habituellement graissé soit déshabitué du contact de l'air, la chose ne serait pas faite pour surprendre ; mais ce serait l'action de l'air et pas celle de la toilette qui lui aurait nui. Remarque qui ne veut pas dire du tout qu'une femme doive renoncer, pour la toilette du visage, à l'emploi habituel des corps gras.

Dans peu de milieux, on aura l'occasion de conseiller des toilettes plus fréquentes ; en pas mal de cas, on sera obligé de demander qu'elles soient plus rares. On voit de temps en temps des femmes dont la peau fine, en même temps qu'elle présente un aspect presque xérodermique, montre des signes manifestes d'irritation, laquelle irritation peut même s'accompagner d'un prurit assez violent ; ces malades sont les victimes de toilettes trop fréquentes et mal faites ; toutes les peaux ne résistent pas à un bain journalier accompagné d'un savonnage avec un savon alcalin et d'une friction avec un de ces instruments qui rappellent l'étrille dont les chevaux de sang ne veulent plus.

Une fois la semaine, un savonnage et un bain nous paraissent indispensables, mais doivent suffire pour la toilette des parties protégées par les vêtements.

V. — *TOILETTE DES DERMATOSES*

Si des toilettes régulières sont nécessaires à une peau normale, les dermatoses nécessitent des toilettes aussi fréquentes, mais appropriées à chaque cas.

Toutes les dermatoses ne sont certes pas d'origine microbienne ; mais toutes, sauf peut-être le psoriasis, sont bien vite le siège d'infections surajoutées, qui modifient et souvent aggravent la lésion première. Presque tous les grands médicaments dermatologiques sont, peu ou prou, parasiticides : quand nous les employons, nous faisons de l'antisepsie ; par les procédés de toilette, nous faisons de l'asepsie.

Mais si, pour la toilette d'une peau normale, il faut déjà considérer les qualités de la peau, pour faire la toilette d'une dermatose, il faut songer et à sa nature, et à la période de son évolution, et aussi aux qualités de résistance du tégument du sujet.

Même en cas d'eczéma vrai, même en période d'acuité, même chez les enfants, la toilette de la région malade est indispensable, mais avec la technique indiquée. Le pansement humide bien fait suffit en nombre de cas, ou la pulvérisation, surtout la pulvérisation avec tamis ; s'il y a des croûtes adhérentes, il faut commencer par les ramollir avec des frictions très légères faites avec un tampon de coton imbibé d'huile d'olive ou d'huile de cheval ;

mais ces croûtes ramollies, il faut les entraîner par la pulvérisation au tamis, ou l'irrigation sans pression à l'aide du bock.

Toujours, on aura eu la précaution de rendre isotonique le liquide destiné à ces lavages, et nous ne craignons pas d'y ajouter un antiseptique faible, sulfate de cuivre au 2/1.000, sulfate de fer en proportion double si la sécrétion est abondante, ou un soupçon d'émulsion de coaltar.

On est autorisé à employer, on doit employer des procédés plus actifs si on se trouve en présence de dermatoses subaiguës ou chroniques ; dans les formes subaiguës, il faut peut-être encore se contenter d'émulsions dont l'emploi est suivi d'un bon rinçage. Mais en présence d'une parakératose chronique, il faut en venir tout de suite au savonnage avec un bon savon. Nous avons vu de ces lésions, résistant depuis très longtemps aux applications classiques, s'améliorer régulièrement avec les mêmes applications à partir du jour où elles étaient savonnées convenablement. Nous reconnaissons que la chose est surtout vraie, en cas de parakératose, sur terrain séborrhéique ; mais Dieu sait si ces cas sont fréquents !

Si la plaque de dermatose nécessite une toilette spéciale, quand l'affection est généralisée, la toilette ne peut se faire qu'à l'aide du bain, du bain pris, nous l'accordons, avec les précautions que nous indiquons ailleurs. A notre avis, il n'existe pas d'affection qui, à la période subaiguë, ne supporte pas un bain bien donné. Et tout le monde devrait l'admettre, puisque tout le monde baigne un pemphigus foliacé.

Et nous croyons même qu'il faut, de temps en temps, prescrire un savonnage général et un bain

court au malade qui n'a que des lésions discrètes ;
avoir une dermatose n'est pas une raison, au contraire, pour ne pas prendre les soins de toilette
nécessaires à tout le monde.

Il est vraiment étonnant que les bains aient tous
les inconvénients qu'on leur trouve depuis qua-
rante ans, et que nos anciens, qui les employaient
si souvent, n'aient pas su les voir. Et combien
d'entre nous, n'en conseillant jamais, ont pu se
faire une opinion personnelle ?

VI. — *PETITE CHIRURGIE*

DERMATOLOGIQUE

Quoi qu'elle puisse bien s'inscrire au traitement externe des dermatoses, de parti pris, nous n'en écrirons pas le chapitre, parce que la chirurgie n'a rien à emprunter à la matière médicale, et, bien plus, parce que nous ne voyons rien à critiquer, rien à ajouter tant à la question de l'électrolyse qu'à tout ce que contient le volume qu'ont publié, il y a quelques années, Brocq et Clément-Simon.

De toutes les pratiques de la chirurgie dermatologique, la scarification est à coup sûr la plus intéressante : mais il n'y a pas de livre qui suffise pour en apprendre la pratique ; il faut avoir vu, et avoir vu souvent, opérer un des rares qui savent scarifier et il faut même être doté d'une main à qualité spéciale.

La cryesthésie est plus récente, elle a quelques indications spéciales, mais en a surtout de communes avec la douche filiforme. On donnera souvent, même au préjudice du malade la préférence à la cryesthésie parce qu'elle demande une installation moins coûteuse et surtout parce qu'elle a des parrains parmi les médecins des hôpitaux.

La radiothérapie peut bien être mise à côté des moyens chirurgicaux : il semble que les accidents se fassent plus rares, mais ils ne l'ont guère été pendant longtemps : et nous, et d'autres, avons toujours été étonnés qu'on courût l'aventure pour blanchir une plaque de psoriasis, ou même débarrasser une cliente d'une plaque de névro-dermite.

VII. — POUDRES

On a abandonné l'emploi des poudres végétales : avec raison, celui des divers amidons qui, gonflés par absorption des liquides secrétés, fermentaient bien vite. On ne les utilise plus qu'en parfumerie, mais on a eu tort peut-être d'oublier la poudre de vieux bois ou celle de tan, et plus tort encore d'abandonner la poudre de lycopode, cellulosique et non amylacée, très fine, très légère, et qui, ne se laissant pas mouiller par le liquide, protégeait, mieux que toutes, le siège des nouveau-nés contre le contact de l'urine.

Les artificiers l'emploient parce qu'elle est facilement inflammable : son utilisation médicale ne serait guère cause d'incendie. Elle est faite des spores d'une lycopodiacée rampante, le lycopodium clavatum. Peut-être pourrait-on le remplacer par les spores de la vesse-de-loup, le lycoperdon à pierreries, bien plus facile à récolter.

La tourbe doit bien se mettre à côté des poudres végétales, puisqu'elle résulte de la carbonisation plus ou moins complète que subissent des mousses diverses sous l'action de diastases et de microbes aérobies et anaérobies. Malgré la fermentation que ces mousses ont subie et que les couches superficielles des tourbières continuent à subir, on y trouve des éléments végétaux donnant encore la réaction des tissus lignifiés et des composés pectosiques, des dérivés humiques et ulmiques auxquels elle doit ses propriétés antiseptiques.

Les poudres minérales sont : les terres fossiles, constituées par des carapaces de diatomées, c'est-à-dire par la silice presque pure, en particulier la ceyssatite que l'un de nous a été le premier à préconiser en France ; le kaolin ou silicate d'alumine, le talc ou silicate de magnésie, la craie préparée, l'oxyde et le carbonate de zinc, le carbonate de magnésie qui, ajouté aux autres poudres, les rend plus légères.

Le carbonate de bismuth, qui a eu une longue période de vogue, a un gros inconvénient : il noircit par les émanations soufrées et sulfhydriques, et, quand il a pénétré les couches épidermiques, la coloration peut, quoiqu'on fasse, persister assez longtemps.

Comme action, toutes les poudres minérales, poudres inertes, se valent : le kaolin et le talc semblent pourtant avoir le grain plus fin, et donnent au toucher la sensation la plus agréable.

Les poudres minérales peuvent s'employer isolément ; elles le sont le plus souvent sous forme de mélanges, dans lesquels chacun peut faire varier les proportions des diverses poudres à sa guise, sans que leur action en soit vraiment modifiée.

POUDRES ACTIVES

Les poudres inertes peuvent devenir des poudres actives si on y incorpore certaines autres substances préalablement pulvérisées ; 1/15ᵉ, même 1/20ᵉ de sous-cabonate de fer, ajouté à une poudre inerte, en fait une poudre styptique desséchante, si desséchante que son application sur une eczématisation à sécrétion exagérée ne peut pas être continuée bien des jours de suite : du soufre précipité, ajouté toujours dans les proportions de 1/20e à 1/15e à une poudre inerte, nous donne une poudre qui sera le moyen de choix pour tenir en état un visage séborrhérique ; du goudron de pin solidifié par addition de magnésie ou trituré avec du kaolin (qui n'en modifiera pas la composition chimique) aura, atténuées, les actions du goudron. On verra les formules que nous proposons pour les poudres de coaltar, d'huile de cade. Devergie employait déjà contre la bromhydrose une poudre composée de sept parties d'amidon pour une à trois parties de coaltar.

Nous avons essayé la poudre de bitume, que son origine apparente à l'ichthyol : nos observations sont encore trop peu nombreuses pour être fixé sur son action, mais nous savons déjà que l'application de cette poudre est parfaitement tolérée.

S'il s'agit d'incorporer à des poudres inertes des substances solubles, il vaut mieux, au lieu de les incorporer par trituration, en faire des solutions que l'on mélange aux poudres qui sont desséchées ensuite et passées au tamis. Si à un kilo de poudre de kaolin on incorpore ainsi une solution aqueuse de 10 grammes de sulfate de zinc ou de sulfate de cuivre, on aura une poudre qui, en plus des qualités de toutes les poudres, aura celle d'être antiseptique.

A côté de leurs qualités, toutes les poudres minérales ont un défaut ; celle de bitume encore plus que les autres. Elles manquent d'adhérence suffisante. On leur en donne en y incorporant un dixième de leur poids de stéarate de magnésie ou de stéarate de zinc. Pour une poudre ichthyolée, l'addition de stéarate est inutile.

La présence des stéarates rendrait, il est vrai, les poudres moins absorbantes si elles possédaient réellement cette qualité : elle les rend imperméables aux liquides, ce qui est mieux, au moins pour la toilette des nouveau-nés.

Comment agissent les poudres ? Celles auxquelles on a ajouté une substance active ont à un degré diminué l'action de ces substances.

La poudre de lycopode, les poudres aux stéarates, évitent aux tissus le contact des liquides ; toutes isolent les surfaces, les protègent contre l'action de l'atmosphère et surtout diminuent le frottement des tissus par les vêtements ou les pièces de pansement.

Nous ne croyons pas qu'elles soient réellement absorbantes, à part la tourbe et la ceyssatite récemment desséchée ; elles se laissent mouiller par les liquides dans lesquels elles baignent, mais on ne constate aucun phénomène de capillarité : il serait alors exagéré de parler de pouvoir absorbant.

Poudre au sous-carbonate de fer

Le corps que l'on emploie sous le nom de sous-carbonate de fer, parce qu'il est obtenu en précipitant les carbonates de soude par le sulfate ferreux, est en réalité, à la fin de sa préparation, presque exclusivement composé par du sesqui-oxyde de fer hydraté ayant perdu la plus grande partie de son acide carbonique. C'est le safran de Mars, apéritif des anciennes pharmacopées.

Sous-carbonate de fer............	1 gr.
Talc, kaolin ou ceyssatite..........	19 gr.

Poudre au sulfate de cuivre

Sulfate de cuivre 1
Eau distillée 5

Dissoudre. Mélanger la solution à :

Talc ...:........................ 99 gr.

Sécher, tamiser.

Poudre au sulfate de zinc

Sulfate de zinc..................... 1
Eau distillée 2
Talc 99

Même préparation.

Poudres à l'huile de cade

Les quantités de matière ajoutées à l'huile de cade (aussi bien qu'au coaltar et au goudron végétal) n'ont pas été indiquées au hasard : elles représentent sensiblement les proportions minima à employer pour obtenir des poudres tamisables sans résidu.

Huile de cade..................... 5
Ceyssatite 20

Huile de cade 5
Magnésie 20

Huile de cade..................... 5
Talc 45

Huile de cade 5
Kaolin 45

Poudres au goudron végétal

Goudron végétal 10
Kaolin 40

Goudron végétal 10
Magnésie 40

Goudron végétal 10
Talc 90

Poudres au coaltar

Coaltar 5
Kaolin 15

Coaltar 5
Magnésie 25

Coaltar 5
Ceyssatite 35

Coaltar 5
Talc 95

Poudres au Bitume

Stéarate de zinc ou de magnésie...... 2
Bitume tamisé....................... 8

Stéarate de zinc ou de magnésie...... 6
Kaolin, talc ou ceyssatite........... 6
Bitume tamisé....................... 6

Poudre à l'Ichthyol

Ichthyol 5
Kaolin 30

VIII. — CORPS GRAS ET EXCIPIENTS

La dermatologie emploie des graisses d'origine animale et des huiles végétales ; à leur suite, on inscrit la lanoline, les cires, la glycérine, alcool extrait des graisses, et des carbures d'hydrogène chimiquement très dissemblables.

Les graisses proprement dites, c'est-à-dire les glycérides, sont des mélanges en proportion variée de stéarine, de palmitine ou margarine et d'oléine ; les plus fermes, celles dont le point de fusion est le plus élevé, sont celles qui renferment le plus de stéarine.

AXONGE

L'axonge est la seule des graisses animales couramment employée : c'est la graisse de l'épiploon du porc, de la panne. Pour l'obtenir, on coupe la panne en tout petits morceaux, on lave d'abord à l'eau froide, on fond ensuite à feu doux et on passe avec expression un peu forte à travers une flanelle. Dans certaines provinces, on fait bouillir dans une grande quantité d'eau la panne coupée, on écume avec soin, on laisse refroidir et on décante.

Au très vieux temps, on employait en pharmacie un procédé plus compliqué : on coupait en morceaux un kilo de panne, on y ajoutait 80 grammes d'alun et 30 grammes de sel marin. On pilait le tout ensemble et on laissait en présence trois ou quatre jours. On faisait alors bouillir après addition d'une grande quantité d'eau, on écumait, on laissait refroidir et on décantait comme dans le procédé campagnard : l'opération était renouvelée deux ou trois fois pour éliminer complètement le sel et l'alun. On cherchait, paraît-il, ainsi, à se débarrasser des enveloppes des globules gras, enveloppes qu'on accusait de favoriser le rancissement. Si l'explication n'était certainement pas bonne, le procédé ne le reste-t-il pas ? L'axonge a un point de fusion un peu bas ; on peut y remédier par addition de graisse de bœuf ou de mouton, ou mieux encore de stéarine.

MOELLE DE BŒUF

La moelle de bœuf n'est employée que pour des pommades destinées à l'entretien de la chevelure ; elle pourrait entrer dans bien d'autres préparations ; elle a un point de fusion plus élevé que celui de l'axonge.

GRAISSES DIVERSES

La graisse qui enveloppe le rognon de veau est très fine ; elle entre avec l'axonge dans la formule de la pommade aux concombres.

Les graisses précédentes sont toutes moyennement fermes, les graisses de bœuf et de mouton (suifs) le sont encore plus, mais on trouve dans le règne animal des graisses qui le sont beaucoup moins.

La graisse de certains oiseaux ne fige pas : c'est

à cela, dit-on, qu'on reconnaît ceux qu'on peut manger en carême ; celle d'oie, très fine, fige, mais reste toujours molle ; on a fabriqué de l'huile de pied de bœuf ; certaines graisses de mammifères, celles au moins de la marmotte et du blaireau, sont toujours liquides. Ces deux graisses ne sont que curiosité et ont une odeur peu tentante, mais la panne de cheval, traitée d'abord comme la panne de porc, filtrée ensuite à la température de 15°, donne de 300 à 350 grammes par kilo d'une huile limpide qui peut avantageusement être substituée aux huiles végétales (huiles d'olives, d'amandes) dans la préparation des pommades.

HUILE DE CHEVAL

Cette huile de cheval, dont nous poursuivons l'étude chimique, est caractérisée par l'élévation de son indice d'iode, qui permet d'y prévoir la présence de glycérides moins saturés que l'oléine : on peut, en effet, en isoler des acides de la série linoléique. Elle se prête très bien à la préparation d'huiles médicamenteuses injectables qui sont très rapidement résorbées.

La tradition accordait à chaque graisse une action spéciale : c'était sans doute aller un peu loin, mais il semble bien pourtant que certaines, la graisse de blaireau entre autres, pénètrent mieux la peau ; rien ne peut remplacer cette dernière pour conserver les cuirs souples.

L'huile de cheval pourrait bien, elle aussi, avoir quelques indications spéciales, et elle vaut certainement les huiles végétales pour la toilette de la peau.

HUILE DE FOIE DE MORUE

L'huile de foie de morue est en réalité une graisse animale liquide ; si elle contient les substances qui n'existent pas dans les autres graisses, elle n'en a pas moins la composition chimique ordinaire des matières grasses. On ne discute plus aujourd'hui si on doit préférer la brune à la blonde ; il est enfin admis que, pour l'usage externe, comme pour l'usage interne, on doit avant tout rechercher une huile de foie de morue authentique.

L'huile de foie de morue dissout de nombreuses substances, et son pouvoir pénétrant doit bien aider à leur absorption. Mais en plus, au naturel, elle agit par elle-même dans toute la série prurigo. Cette action est connue depuis longtemps. On en a d'abord imbibé des linges ; plus tard, on en a fait des emplâtres qui, malheureusement, peuvent être irritants et favoriser les infections ; en l'honneur d'un miséreux, nous avons, un jour, eu l'idée de faire avec de l'huile de foie de morue et de la cire jaune un cérat sans eau ; ce cérat est très onctueux et adhère très bien. N'était son odeur, l'huile de foie de morue servirait probablement à faire nos meilleurs excipients.

On reproche aux graisses, et ce reproche sera encore plus mérité pour le cérat, le cold-cream, les crèmes et toutes les préparations renfermant à la fois de la graisse et de l'eau, de rancir rapidement.

Il nous semble qu'on pourrait éviter, en grande partie du moins, ces inconvénients, en demandant au pharmacien de mettre ces préparations dans des tubes d'étain pour éviter l'action de l'air. Y mettre pommade ou pâte très chargée en poudre demande une instrumentation spéciale ; mais y mettre les autres préparations ne réclame qu'un peu de peine.

Les marchands de beurre nous passent souvent leurs beurres rances après les avoir malaxés avec de l'eau de chaux qui sature les acides gras. Ce fait nous avait engagé à proposer, pour la préparation des cold-cream, cérats, etc., de remplacer l'eau distillée de roses par l'eau de chaux qui, comme chez le marchand de beurre, saturerait les acides gras s'il s'en produisait : la préparation vient d'être tentée et donne toute satisfaction.

LANOLINE

La lanoline, elle, ne rancit pas, mais n'est pas un glycéride, essentiellement constituée qu'elle est par des éthers de la cholestérine.

Elle est retirée du suint de la laine du mouton ; les échantillons que l'on trouve dans le commerce sont un peu différents suivant les procédés de fabrication et surtout suivant les procédés employés pour la décolorer et la désodoriser ; mais tous ont comme caractère : leur point de fusion assez élevé, d'ailleurs variable, leur viscosité, leur pénétration facile dans les épidermes, leur aptitude à absorber l'eau, leur inaptitude au rancissement. La lanoline hydratée contient, par définition, une notable quantité d'eau. On peut d'ailleurs, par un malaxage prolongé, faire absorber à la lanoline anhydre trois fois son poids d'eau ou de solution aqueuse. Cette aptitude à absorber l'eau la rend précieuse pour la préparation des crèmes et des pâtes ; sa viscosité, son pouvoir pénétrant, en font l'excipient de choix chaque fois qu'on veut qu'une pommade reste bien en place ou qu'on rêve de faire pénétrer une substance dans l'épiderme. Et une pommade à base de lanoline s'enlève, en surface du moins, plus facilement à l'eau qu'une pommade à base d'axonge.

Nous disons en surface, parce que, après quelques jours de frictions-massages avec une préparation à base de lanoline, il est impossible de dégraisser suffisamment l'épiderme avec éther de pétrole, tétrachlorure de carbone, etc.; pour pouvoir réussir un badigeonnage avec une solution aqueuse, on est obligé de recourir au savonnage. La lanoline, à laquelle on peut facilement incorporer une forte proportion d'eau, n'en est pas du tout avide comme la glycérine ; elle n'a pas la même action décongestionnante ; et si on met dans une même préparation de la lanoline un peu fortement hydratée et de la glycérine, la glycérine attire à elle au moins une partie notable de l'eau de la lanoline.

HUILES VEGETALES

Le beurre de cacao s'altère, au moins en surface, avec une déplorable facilité ; il a de plus l'inconvénient d'avoir un point de fusion trop fixe : dès qu'il se ramollit, il coule. Il n'est plus employé que dans les cosmétiques pour les lèvres, et on peut très bien faire un cosmétique en bâton sans beurre de cacao.

Le beurre de coco ou de palme sert à la fabrication des savons, et la glycérine qui en provient serait la meilleure des glycérines.

L'huile d'amande sert à la fabrication du savon amygdalin ; elle devrait entrer dans la composition du cold-cream et du cérat, mais peut être remplacée sans inconvénient par l'huile de noyaux ou l'huile d'olive, elle-même remplacée autrefois par l'huile d'œillette, aujourd'hui par celle d'arachide.

Huile d'amandes et huile d'olives servent aussi à la toilette d'une peau qu'on veut débarrasser des croûtes qui l'encombrent, et, dans ce cas, nous préférons de beaucoup son emploi à celui des vaselines.

L'huile de ricin est très visqueuse. Sans qu'on sache trop pourquoi, elle n'est employée que mélangée à la moelle de bœuf pour les soins du cuir chevelu. Elle rancirait plus vite que les autres huiles. Le ricinoléate d'ammoniaque, dissous dans l'alcool, fait une excellente brillantine.

CIRES

Sous le nom de cires, on groupe un certain nombre de produits qui forment une famille naturelle par leur aspect, leur consistance, et, jusqu'à un certain point (sauf pour les cires minérales), par leur composition chimique.

Parmi les cires végétales, la cire du Japon est une véritable graisse, car elle est presque exclusivement constituée par de la palmitine. La cire de Carnauba contient de l'acide cérotique, comme la cire d'abeilles. Nous n'avons d'ailleurs aucune expérience de leur emploi pharmacologique.

La cire véritable, la cire d'abeilles, est la matière qui constitue les alvéoles du rayon de miel ; son aspect, ses qualités, sa composition même, varient un peu avec les diverses espèces d'abeilles et avec les pays d'origine. La cire blanche n'est que de la cire jaune décolorée par l'action, sur des copeaux minces, de l'air humide et du soleil, exactement le procédé employé pour le blanchiment des toiles. On obtiendrait, paraît-il, actuellement, le même résultat par l'emploi de l'eau oxygénée à cinquante volumes. Certains échantillons de cire sont d'ailleurs plus aptes que d'autres à être transformés en cire blanche. Aussi bien ne voit-on pas beaucoup d'avantages à ces transformations. On a enlevé, il est vrai, à la cire jaune, son odeur spéciale un peu pénétrante, mais pas désagréable ; par contre, la cire blanche est beaucoup plus cassante, et les préparations qu'on obtient avec elle beaucoup moins visqueuses.

MM. Robert et Carrière ont eu l'obligeance de nous indiquer que l'addition à la cire d'une petite quantité de palmitine et de lanoline (1) augmentait beaucoup son onctuosité ; rien d'ailleurs ne s'oppose à l'emploi de ces cires comme excipients de cérats ou de pommades.

BLANC DE BALEINE

Il entre, traditionnellement, dans la préparation du cold-cream et des fards en bâton ; c'est une combinaison d'acide gras et d'alcool céthylique qu'on extrait de l'huile contenue dans les cavités de la tête du cachalot.

GLYCERINE

Chimiquement, la glycérine est un alcool triatomique qui se produit lors de la saponification des corps gras, ou pour mieux dire c'est un produit de

---

(1) 1° Cire neige.............................. 18 gr.
     Palmitine .... 2 gr.
     Lainine .... 1 gr.
    2° Cire neige....................... 18 gr.
     Palmitine .... 1 gr.
     Lainine .... 0 g. 50

Dermatoses 7

dédoublement des corps gras. La meilleure serait obtenue en soumettant l'huile de palme à l'action de la vapeur d'eau surchauffée vers 300°.

Il n'y a pas encore longtemps, la glycérine, même pharmaceutique, était fréquemment acide. Aujourd'hui, elle est habituellement neutre.

C'est un liquide de consistance sirupeuse, soluble en toutes proportions dans l'eau ou l'alcool et dissolvant un grand nombre de corps : acides végétaux, sels à bases organiques, sucre, tanin, matières dites extractives, gommes, résines et un grand nombre de sels métalliques avec lesquels elle peut même former des combinaisons.

Mais elle est absolument incompatible avec l'acide chromique, et, additionnée de borate de soude, acquiert une réaction acide qui ne permet pas d'y associer le bicarbonate de soude ni aucun carbonate sans décomposition et dégagement d'acide carbonique.

L'action de la glycérine en dermatologie est commandée toute entière pour son énorme avidité pour l'eau. Etendue sur une surface à épiderme normal, elle constitue un protectif. L'humidité qu'elle prend à l'atmosphère empêche et la dessication de la région, et l'élévation de sa température ; l'appel qu'elle fait des liquides circulants amène un ramollissement des tissus superficiels trop secs. Employée pure sur une surface privée de son épiderme normal, elle est irritante par déshydratation des tissus et son emploi est douloureux. Etendue d'eau en proportion convenable, son affinité pour l'eau, en partie satisfaite, n'est plus du tout une cause d'irritation : elle en fait alors un véritable décongestionnant par l'appel du liquide qu'elle fait du côté des tissus. Cette propriété qu'a la glycérine d'amener une façon d'exosmose est loin d'aider, il faut y songer, à l'absorption des substances qu'elle a dissoutes. Chaque fois qu'on recherche la pénétration, il faut s'adresser à tout autre excipient qu'à la glycérine.

VASELINE, PARAFFINE, CIRE MINERALE

Les paraffines, la vaseline, l'huile de vaseline, sont des produits extraits du pétrole. Ce ne sont pas des graisses, mais des mélanges de carbure d'hydrogène.

Les paraffines ont un point de fusion assez élevé, de 50 à 65°. On peut utiliser cette propriété pour donner plus de tenue aux préparations à base de vaseline. C'est leur seul emploi en dermatologie; et, quand on veut épaissir une préparation à base de graisses animales, il vaut mieux s'adresser à l'acide stéarique ou à la stéarine.

La vaseline a comme qualité d'être inaltérable, de n'avoir aucune action chimique, du moins aux températures où on l'emploie, sur les substances qu'on lui incorpore, de dissoudre l'iode, le soufre, les phénols, etc. Elle a au moins, comme inconvénients, de fondre vers 30°, de n'avoir malgré son onctuosité que bien peu de viscosité, d'être parfois irritante si elle n'a pas été convenablement traitée à la suite des manipulations qu'on lui fait subir pour la blanchir. Pourquoi, en dermatologie, si on croit devoir refuser la vaseline brute, ne pas se contenter au moins de la blonde ?

La vaseline liquide ou huile de vaseline provient généralement des pétroles du Caucase, tandis que la vaseline est surtout extraite des pétroles américains, ce qui explique la différence dans leur composition chimique. On trouve de très belles huiles de vaseline, pour l'usage interne, mais chacun sait les accidents que donne de temps en temps son emploi en injections.

La cérésine, utilisée par la pharmacopée autrichienne, est une sorte de paraffine obtenue en traitant l'ozokérite, cire fossile de Galicie, par l'acide sulfurique.

Le succès qu'a eu et que conserve l'emploi de la vaseline ne peut s'expliquer que par l'inaltérabilité de cette substance ; elle a un point de fusion trop bas pour les pommades, elle n'adhère pas à la peau, ne s'enlève pas à l'eau, ne pénètre pas les épidermes : si bien que, même pour les pâtes et sauf les dangers de rancissement, toutes les crèmes sans vaseline peuvent la remplacer avantageusement.

D'ailleurs, ce rancissement des graisses et des huiles est-il aussi rapide qu'on le dit et qu'on l'imprime ? Nous nous proposons d'étudier la marche de l'oxydation de l'axonge et nous pensons, dès maintenant, pouvoir démontrer, par des chiffres précis, ce qu'a d'exagérée l'affirmation de beaucoup des meilleurs dermatologistes que l'axonge des pharmacies, non benzoïnée, est toujours rance et qu'il est nécessaire de fondre la panne tous les deux jours. On ne devrait pourtant pas oublier l'étude, déjà ancienne, de Cloez, qui a établi que les huiles maintenues à l'obscurité ne s'oxydent qu'au bout d'un très long temps.

Précisons d'abord en quoi consiste le rancissement, terreur des médecins. Sous l'action de l'oxygène de l'air, les éthers de la glycérine qui constituent les graisses solides ou liquides, végétales ou animales, sont le siège de transformations qui donnent naissance à la fois à des acides gras non altérés et à divers composés gazeux acides.

Quelle que soit la nature des acides formés, il y a un moyen de leur enlever toute nocivité : c'est de les mettre en présence de substances avec lesquelles ils se combineront.

Il ne s'agit pas, bien entendu, de mélanger aux graisses des alcalis caustiques, comme la soude ou la potasse qui, même à froid, détermineraient la formation d'un savon alcalin : c'est précisément la préparation du savon amygdalin ou médicinal que l'on obtient en mélangeant huiles d'amandes douces et lessive de soude et laissant la réaction s'effectuer à froid ; mais on emploiera d'autres oxydes ou carbonates, l'oxyde de zinc par exemple qui, même à 100°, ne détermine pas la saponification des matières grasses, comme nous l'avons vérifié ; le carbonate de zinc, l'oxyde et le carbonate de bismuth, le carbonate de chaux, qui neutraliseront les acides au fur et à mesure de leur formation.

Naturellement, la quantité nécessaire pour neutraliser les acides sera d'autant moindre que le poids moléculaire du corps employé sera plus petit et, pour le même élément chimique (zinc, bismuth, calcium), d'autant moindre que le composé (oxyde, carbonate) sera plus riche en métal. Il faudra plus d'oxyde ou de carbonate de bismuth (poids moléculaire du bismuth 208) que d'oxyde ou de carbonate de zinc (poids moléculaire de zinc 65) ; il faudra plus de carbonate de zinc (qui contient 59 % de zinc) que d'oxyde (qui en contient 80), plus de carbonate de bismuth que d'oxyde de bismuth, etc...

Pratiquement, et comme le rancissement ne portera jamais, pendant la durée de l'utilisation d'une pommade, que sur une petite quantité de la matière grasse, on peut empêcher toute présence d'acide libre par addition de 5 % d'oxyde de zinc ou de carbonate de chaux, de 10 % de carbonate de zinc, d'oxyde ou de carbonate de bismuth.

La substitution de l'eau de chaux aux eaux distillées dans un cérat ou un cold-cream produira d'ailleurs le même résultat. La traditionnelle addition d'oxyde ou de carbonate de zinc ou de carbonate de bismuth est utile bien plus (s'en doute-t-on ?) pour obtenir ce résultat que pour épaissir la pommade ou avoir une action topique sur la dermatose.

Le mot crème a désigné à l'origine un mélange
de matières grasses et d'eau, puisque c'est en
somme la composition de la crème du lait. Quand
le mot a quitté la laiterie pour la cuisine, il a désigné des produits très voisins, puisque, en art culi-
naire, les crèmes sont constituées essentiellement
par des émulsions de jaunes d'œufs dans du lait.

Le mot de crème n'est arrivé en France à la
nomenclature dermatologique qu'après la découverte de la glycérine ; on a dit à ce moment : crème
de glycérine pour désigner une préparation faite de
glycérine parfumée et d'un peu d'amidon non cuit.
Et à ces préparations on mêlait déjà des poudres et
des savons mous de potasse, blancs, faits avec soin,
en partant de l'axonge ou de l'huile de palme.

Il est vrai que depuis bien longtemps le cold-
cream est inscrit à notre pharmacopée officielle :
le cold-cream, mélange de blanc de baleine, de cire
blanche, d'huile d'amandes et d'eau de roses. Et le
cérat de Galien, mélange de cire blanche, d'huile
d'amandes douces et d'eau de roses, est une crème,
et à ces préparations on mêlait déjà des poudres et
même des composés du zinc, puisque existait le
cérat à la calamine.

La pommade au concombre est aussi une crème,
puisque composée d'axonge, de graisse de veau et
de suc aqueux de concombres.

Le liniment oléo-calcaire est bien aussi une crème, puisque composé d'eau et d'huile. C'est une crème-émulsion, l'eau de chaux qu'elle contient neutraliserait d'ailleurs les acides gras s'il s'en produisait. Il y aurait des savons de chaux dans l'huile si l'huile employée était rance au moment de sa préparation.

Les Allemands semblent avoir été les premiers à remarquer que la présence de l'eau dans ces préparations les rendait adoucissantes ; et le jour où on a eu la lanoline, pour laquelle les liquides ont l'affinité que nous avons dite, on a pu faire varier les formules de crème autant qu'on en a eu la fantaisie.

La formule-type est : vaseline, 10 ; lanoline, 5 ; eau de chaux, 20. Nous avouons que cette formule nous étonne autant que bien d'autres. On aura bien du mal à faire absorber 20 grammes d'eau par 5 grammes de lanoline ; théoriquement, c'est peut-être possible, mais pratiquement ?

Il y a des années que nous proposions de remplacer dans la préparation des crèmes les eaux distillées par l'eau de chaux, qui aurait l'avantage de saturer les acides gras si les huiles rancissaient. Mais nous n'aurions pas songé à mettre eau de chaux dans la formule précédente, la lanoline ni la vaseline n'étant pas exposées à rancir.

Nous venons de préparer des cold-cream et des cérats avec l'eau de chaux. Les préparations sont belles et se font sans aucune difficulté ; l'eau de chaux aide certainement à l'obtention des émulsions.

Si l'on ne veut s'en tenir aux cold-cream, cérat, ou aux crèmes faites avec la graisse de cheval dont nous parlons plus haut, on peut faire tous les mélanges souhaités avec vaseline, lanoline et glycérine. Nous avons vu que la glycérine doit à son avidité pour l'eau d'avoir une action bien spéciale et variant du tout au tout suivant la quantité qu'en contient la préparation. Mais si on met dans une même préparation glycérine et lanoline, inutile d'hydrater la lanoline au moins un peu fortement ; la glycérine est trop avide d'eau pour ne pas l'enlever à ses voisins.

Nous formulons depuis longtemps :

Lanoline	15
Vaseline	8
Glycérine	6
Eau	6

Bien battue, la préparation est réellement belle.

Les crèmes ne sont pas seulement employées pour la préparation des pâtes nécessaires pour les soins du visage, l'entretien des peaux xérodermiques, etc., elles sont utilisables en nature dans bien des cas, manifestant toujours leur action adoucissante et donnant souplesse et onctuosité à l'épiderme. Après les avoir étendues avec ou sans massage suivant le cas, on peut ou essuyer légèrement, ou, pour les fixer, épandre sur la région une poudre inerte quelconque, ou recouvrir d'une mousseline imprégnée de la même crème, ou mieux de notre huile de cheval.

CREMES AUX STEARATES

Ces crèmes constituent actuellement la majorité des crèmes de toilette. On peut les obtenir en partant des stéarates neutres d'ammoniaque de potasse ou de soude ; mais elles sont habituellement préparées en neutralisant l'acide par des quantités convenables d'alcalis. La dissolution des stéarates est, en effet, assez délicate : elle nécessite d'une part de dix à vingt parties d'eau chaude, et une plus grande quantité d'eau provoquerait la décomposition du sel avec mise en liberté d'alcalis.

Les crèmes aux stéarates contiennent généralement, à côté d'une grande quantité d'eau, une assez forte proportion de glycérine. On n'oubliera pas, si on formule en utilisant une de ces crèmes comme excipient de pommade, que la présence de l'eau peut rendre presque impossible l'incorporation de certaines substances ou, du moins, empêcher la stabilité de la préparation, et aussi qu'il y a incompatibilité absolue entre les stéarates et les acides (acide salicylique, par exemple).

CREMES A LA LANOLINE

On peut avoir des crèmes très hydratées à base de lanoline, comme la crème au carbonate ou à l'oxyde de bismuth, que l'on peut formuler :

```
Carbonate ou oxyde de bismuth.......    3
Lanoline  ...........................   15
Eau de roses.........................   10
```

Comme rien n'établit que les oxydes et carbonates de zinc ou de bismuth ont une action spécifique quelconque, il est aussi simple de leur substituer du talc, du kaolin, du carbonate de chaux ou de la ceyssatite.

Cérat de Galien

```
Huile d'amandes douces.............    40
Cire blanche.......................    10
Eau de roses.......................    30
```

Cérat à l'eau de chaux

Huile d'amandes douces.............. 40
Cire blanche........................ 10
Eau de chaux....................... 30

Cold Cream

Blanc de baleine................... 60
Cire blanche....................... 30
Huile d'amandes................... 215
Eau de roses...................... 60
Teinture de benjoin............... 15
Essence de roses............. X gouttes

Cold Cream à l'eau de chaux

On remplacera l'eau de roses par de l'eau de chaux.

Cérat sans eau

Cire 10
Huile de noyaux................... 30

Cérat à l'huile de foie de morue

Cire jaune......................... 10
Huile de foie de morue............. 30

Cérat soufré

Soufre (sublimé, précipité ou insoluble).. 20
Huile d'amandes (ou de noyaux)........ 10
Cérat de Galien........................ 100

Cérat cadique, cérat cadique térébenthiné

(Voir *huile de cade*)

Cérat au coaltar

(Voir *coaltar*)

X. — PATES

Quand à une crème ou à une pommade on incorpore une quantité de poudre telle que la consistance en soit épaisse, on a une pâte. Le mot et l'usage nous sont venus d'Allemagne, et ils ont eu chez nous le succès que leur valait leur origine. Les Allemands avaient dit, et c'était par là qu'ils en expliquaient les propriétés, que les pâtes étaient perméables et poreuses. On l'a cru, tout le monde l'a répété depuis ; c'est devenu un article de foi.

De prime abord, il aurait dû pourtant paraître étonnant qu'un liquide pût pénétrer un enduit renfermant des matières grasses. Des premières recherches qu'il avait faites avec la pâte classique de Saint-Louis, un de nous était arrivé à la conviction que les pâtes n'étaient ni perméables ni poreuses. Dans la crainte d'avoir mal vu, il a demandé que le contrôle fût fait par un plus qualifié que lui. On a préparé les pâtes suivantes :

Oxyde de zinc.......... 10	Oxyde de zinc...... ⎫
Axonge 20	Amidon .... ⎬ P. E.
Amidon 10	Vaseline .... ⎪
	Lanoline .... ⎭
Oxyde de zinc..... ⎫	
Kaolin .... ⎬ P. E.	Oxyde de zinc........ 5
Lanoline .... ⎪	Kaolin 10
Vaseline .... ⎭	Lanoline 25

Oxyde de zinc .... ⎫	
Huile d'olive .... ⎬ P. E.
Carbonate de chaux.. ⎪
Eau de chaux........ ⎭

Ces diverses pâtes ont été étendues dans des cristallisoirs et on a versé par-dessus divers liquides colorés et des solutions iodo-iodurées. Le liquide filtrait bien le long de la paroi si l'application contre le verre n'avait pas été assez exacte, mais *pas une trace n'a pénétré la couche de pâte* ; cependant la pâte à l'amidon, traitée par une solution aqueuse iodée, a donné naissance à de l'iodure d'amidon, mais sur une épaisseur qui ne dépassait pas un demi-millimètre.

Les pâtes ne sont donc pas absorbantes : est-ce une raison pour renoncer à leur emploi ? Assurément non. Elles ont au moins l'avantage de bien tenir en place : elles sont adoucissantes, décongestionnantes comme les crèmes d'où elles proviennent ; certaines n'adhèrent pas au tégument comme le ferait une pommade : ce manque d'adhérence permet l'écoulement des liquides exhalés ou secrétés, comme il se faisait dans notre expérience entre les couches de pâte et les parois des vases.

Les pâtes assez fortement chargées en glycérolé d'amidon sont pénétrées, il est vrai ; mais on ne peut parler dans ce cas de perméabilité. L'absorption de l'eau est telle que la pâte est transformée en une véritable bouillie.

Les pâtes que nous n'emploierons guère sont les pâtes à l'eau, surtout celles qui sont faites sans addition de corps gras ; elles se dessèchent et laissent en place un enduit adhérent qui n'est pas infecté comme une croûte, mais qui, autant qu'une croûte, est irritant parce que corps étranger.

Nous avons voulu voir si la présence de glycérine ne permettait pas la pénétration des pâtes par les liquides. Nous avons donc préparé les pâtes suivantes :

Oxyde de zinc...................... 8
Amidon 12
Talc 12
Vaseline 32
Glycérine 16

et :

Oxyde de zinc..................
Amidon ....
Glycérine .... } P. E.
Lanoline ....

La technique employée précédemment nous a montré que les liquides étaient incapables de pénétrer à l'intérieur de ces pâtes glycérinées.

Du point de vue dermatologique, ce qui caracté-
rise une pommade, ce qui, indépendamment de sa
consistance, la différencie des pâtes, c'est la viscosité de son excipient, grâce à laquelle on obtient ce
qu'avant tout on recherche : une grande adhérence
à la peau.

On admet, avec Leistikow, que les graisses adhérentes à la peau empêchent la respiration, déterminent la rétention cutanée et amènent ainsi une
sorte de congestion pouvant aller jusqu'à l'irritation. On suppose que, grâce à cette irritation, les
substances incorporées aux graisses pourront mieux
pénétrer dans les cellules et seront à même d'y
agir.

Nous croyons bien que les graisses animales sont
résorbées en partie, ou au moins qu'elles pénètrent
les épidermes ; nous pensons même que les diverses
graisses ont cette qualité à des degrés différents, et
nous donnons le premier rang à la lanoline, le dernier aux cires. Des travaux actuellement en cours
éclairciront la question, il faut l'espérer ; pour le
moment, nous ne pouvons parler que d'impression.

Une pommade est faite de deux éléments : l'excipient et les substances actives qui y sont incorporées. Théoriquement, la crème renferme de l'eau
et l'excipient de pommade n'en renferme pas ; on
peut pourtant dire : pommade, quand on ajoute à

l'excipient la quantité d'eau seulement nécessaire pour dissoudre les sels à y incorporer, et pommade encore, quand on épaissit légèrement un excipient trop mou par addition de poudres.

L'excipient d'une pommade doit avoir une consistance moyennement molle, une viscosité suffisante pour favoriser l'adhérence et un point de fusion assez élevé pour ne pas se ramollir trop à la moindre élévation de température.

L'excipient est fait de matières grasses d'origine animale, surtout quand on vise à en obtenir l'absorption ; la lanoline et l'axonge sont le plus couramment employées ; nous n'aimons pas, pour ramollir la lanoline, l'addition de vaseline, qui ne pénètre pas du tout les épidermes ; nous lui préférons l'huile de cheval ou, à son défaut, les huiles végétales. Pour épaissir un excipient, le mieux est l'emploi d'acide stéarique, de stéarine, d'un stéarate ou de cire. La cire s'absorbe moins bien que les stéarates, mais fait des préparations plus belles à l'œil : le cérat sans eau, à la cire jaune, surtout si on augmente un peu la proportion de cire habituelle, constitue un excellent excipient, qu'on ne peut pas accuser d'être une crème, puisqu'il ne contient pas trace d'eau.

Les graisses n'absorbent réellement que de rares substances, au moins parmi celles qu'utilise la dermatologie. Les substances actives y sont incorporées presque toujours par simple mélange soigneusement fait au mortier ou après avoir été dissoutes, quand la chose est faisable. Les excipients, sauf exception, n'ont pas d'action sur les substances qui y ont été ajoutées ; il faut pourtant songer à l'action possible des éthers gras en présence de certains sels, les sels mercuriels insolubles, par exemple.

La vaseline, elle, n'agit sur aucun sel, mais ne pénétrant pas les épidermes, elle ne peut pas aider à leur absorption.

Une pommade ne doit pas être appliquée à la façon d'une pâte. On se contente d'étendre une pâte et on l'étend en couche un peu épaisse. Une pommade doit être appliquée en plus petite quantité, mais à l'aide d'une friction-massage assez longue qui aidera à sa pénétration.

POMMADES EN BATONS

Les pommades en bâton sont des pommades dont l'excipient est très dur et à point de fusion élevé.

Elles s'étendent par friction du bâton sur la surface à traiter. On a fait des cosmétiques à l'huile de cade ; nous en avons fait faire pour lutter contre la desquamation séborrhéique des lèvres ; on en a fait qui permettent de bien limiter l'application de l'acide chrysophanique.

Les excipients sont à base de cire, de blanc de baleine, d'acide stéarique, avec addition de lanoline pour donner plus de moelleux au produit.

ONGUENTS

Les onguents sont des composés de matières grasses et de résines. Leur action, assez irritante, fait qu'ils sont rarement employés en dermatologie. Une plaque de psoriasis inveterata, une vieille plaque de parakératose torpide, peuvent pourtant parfois bénéficier d'un coup de fouet ; et font toujours partie de la dermatologie, les ulcères variqueux, les vieux ulcères calleux, et certaines autres ulcérations à évolution torpide.

Nous prendrions volontiers comme onguent de base l'onguent digestif simple :

Térébenthine	40
Jaune d'œuf	20
Huile d'olive	10

C'est la formule classique. On pourrait diminuer la proportion de térébenthine, et, suivant les cas, nous lui ajouterions du baume du Pérou ou du styrax liquide, bien vieux pansement, peut-être trop oublié.

SAVONS

Nous ne parlons ici des savons que comme excipient.

Ils passent pour très bien pénétrer les épidermes, pour aider considérablement à la pénétration des substances qu'on leur incorpore, et on peut leur en incorporer de nombreuses. De plus, ils ont l'avantage de s'en aller à l'eau. Mais les savons mous peuvent seuls être employés ; les savons mous sont des savons de potasse qui contiennent en général un excès d'alcali libre ou carbonaté. Il faut exiger qu'ils soient neutres ; on en trouvera rarement, et ils font toujours un excipient un peu mou.

On s'imagine volontiers que l'emploi du savon, comme excipient, nous est venu d'Allemagne ; on connaît en France, depuis bien longtemps, la formule du savon Chapoteaut, fait avec de la soude à la chaux ; la saponification y était incomplète, c'est vrai, mais était suffisante pour faire un excipient de pommade.

Il faut d'ailleurs penser que quand on emploie le savon comme excipient pour les goudrons et l'huile de cade, ces substances, toujours acides en raison de la petite quantité d'acide acétique qu'elles contiennent, décomposeront toujours une partie, faible, il est vrai, des savons.

Il y a un terme dont nous nous sommes déjà servi, dont la signification est claire, paraît-il, pour les physiciens : c'est celui de tension superficielle. Ne serait-ce pas à cette force, un peu mystérieuse pour les profanes, que nous devrions demander le pourquoi et le comment de l'action de nos excipients ?

COLLES

Trop vantées il y a quelques années, les colles sont peut-être trop abandonnées aujourd'hui. Elle ne sont utiles, il est vrai, que dans certaines affections prurigineuses, mais appliquées à propos, elles le sont. Par exemple, à certaines périodes, dans certaines formes de prurigo de l'enfance. En dehors d'autres inconvénients possibles, elles ont celui, certain, d'être très difficiles à appliquer sur les peaux à transpiration abondante et de mal tenir quand une température extérieure élevée entretient la transpiration. Elles agissent à la manière d'un vernis, mais d'un vernis perméable. Si nos recherches nous ont montré que les pâtes ne l'étaient pas, la colle à l'oxyde de zinc l'était nettement surtout quand l'oxyde de zinc était additionné de kaolin ou de ceyssatite.

Les colles sont composées de grénétine, d'eau, de glycérine et d'oxyde de zinc. L'oxyde de zinc en moins, on aurait la fameuse pâte à copier qu'a fait oublier la machine à écrire. La préparation des colles est assez difficile, puisque souvent pas réussie. Ou par dissolution dans la glycérine, ou par mélange avant solidification quand la masse est partiellement refroidie, on peut incorporer à ces colles presque toute la matière médicale, mais avec bien peu de chance d'en tirer une action quelconque. La colle fait fonction de vernis, de vernis peu adhérent et perméable ; ne lui demandons pas d'agir autrement.

VERNIS

On les divise en vernis solubles, ce qui veut dire solubles à l'eau, et en vernis insolubles.

Tous les vernis solubles à l'eau semblent être des vernis à base de caséine, ou plus exactement d'un caséinate alcalin dont l'application peut être momentanément assez désagréable. On se demande pourquoi on n'a jamais fait un badigeonnage avec la solution d'ichtyocolle qui sert à la préparation des taffetas adhésifs ; il semble que l'on aurait trouvé là un vernis soluble ayant même bien dès avantages que l'on recherche dans les vernis insolubles.

Avec des gommes résines, des huiles dissoutes dans l'acétone ou le tétrachlorure de carbone, on peut faire des vernis : on en a donné des formules qui ne sont pas employées ; ceux qu'on emploie sont du type collodion, dissolution de fulmicoton dans un mélange d'alcool et d'éther additionné d'huile de ricin ; et quand on fait la solution du fulmicoton dans un mélange d'éther et d'acétone, on dit pellicules.

Quand la gutta-percha ou le caoutchouc sont dissous dans le chloroforme ou le tétrachlorure de carbone, on a des traumaticines. Aujourd'hui, où le sulfure de carbone devient d'un usage courant en dermatologie, on pourrait l'utiliser comme dissolvant du caoutchouc.

Ces derniers vernis, de moins en moins employés, ne le sont plus que pour fixer sur des surfaces peu étendues des substances insolubles : acide salicylique, acide chrysophanique. Comme pansement anti-prurigineux, le badigeonnage de coaltar doit remplacer à peu près toujours les vernis, toujours quand le prurit est localisé à une surface à la fois eczématisée et lichenifiée.

Sur une surface pas trop étendue, on fait un pansement occlusif en étendant par une sorte de massage une lame très fine de gutta : c'est par ce procédé qu'on fixait jadis, dans certains services, la poudre de chlorate de potasse appliquée sur un épithelioma.

Les teintures de baumes, surtout si on en fait des applications successives, constituent de véritables vernis. On les emploie surtout dans les lésions avec fissures ; sur la fissure, ils agissent par leurs composants ; sur l'ensemble de la lésion, comme vernis ; par l'application de ces teintures, on peut faire une sorte d'épiderme artificiel sur des surfaces excoriées et infectées. En médecine humaine, on emploie la préparation dite Baume du Commandeur. Les vétérinaires, eux, emploient la teinture d'aloès, mais la formule suivante ferait encore mieux vernis que celle du Baume du Commandeur :

Benjoin	135
Aloès	15
Baume du Pérou....................	30
Alcool	200

EMPLATRES

On a divisé les emplâtres en emplâtres résineux et en emplâtres à base de plomb ou de zinc.

Les emplâtres de cette seconde classe sont de véritables savons de plomb ou de zinc, mais il y a entre eux cette différence que l'oxyde de plomb saponifie directement les corps gras, tandis qu'on ne peut préparer un savon de zinc qu'en précipitant un soluté de savon par une solution d'un sel de zinc ou en combinant directement l'acide oléique ou l'acide stéarique avec l'oxyde ou le carbonate de zinc.

Si on se reporte aux anciennes formules d'emplâtres, tous étaient des mélanges de savon de plomb avec des résines et des baumes, mélanges auxquels on incorporait de nombreuses substances.

Les emplâtres, étendus sur des bandes de toile, devenaient les sparadraps. Ces sparadraps, si leur préparation n'était pas faite spécialement pour certaines températures, pouvaient devenir trop mous ou trop secs, pas assez adhésifs et cassants, et enfin presque toujours, surtout sous un emplâtre mercuriel, il se faisait de l'infection qu'on aurait peut-être pu éviter, c'est vrai, avec des nettoyages bien faits de la région en ne laissant pas l'emplâtre en place trop longtemps. Mais au beau temps des emplâtres on n'était pas encore à celui de l'asepsie.

Les emplâtres au caoutchouc, à peu près les seuls qu'on fabrique actuellement, n'ont pas les mêmes inconvénients, mais ont-ils bien l'action des anciens emplâtres ? Comme protectifs, quelle que soit leur appellation, ils sont parfaits ; mais permettent-ils l'action des substances incorporées à la masse emplastique, comme on l'avait avec les anciennes masses ? Il est vrai qu'on ne songera plus guère à faire le traitement général de la syphilis ou même d'une lésion syphilitique par l'application d'un emplâtre de Vigo.

Mais, quand avec assez de surveillance on évitait l'infection, il semblait bien que le vulgaire emplâtre diachylon avait parfois une action à ne pas dédaigner. Que ce fût par son savon de plomb, par ses résines ou ses baumes, on avait bien l'impression qu'il agissait autrement qu'un simple adhésif, et qu'il modifiait, sous une certaine épaisseur, l'état des tissus. Les bandelettes imbriquées de sparadrap de diachylon ont certainement, dans le traitement de l'ulcère de jambe, une autre action que celle qu'aurait un simple pansement compressif. L'application d'un morceau de sparadrap de diachylon ramollit, par un autre procédé, mais aussi bien que le ferait une application de savon de potasse, une hyperkératose palmaire ou plantaire, et sera, pour un temps au moins, un bon topique à employer contre une lichenification épaisse.

XII. — COALTAR ET BITUMES

Le goudron de houille, ou coaltar, est le produit obtenu par la distillation de la houille. Sa composition, très complexe, varie avec les qualités de la houille employée et les procédés divers de distillation ; et avec même charbon et même procédé de distillation, on a encore des produits différents, suivant que la distillation est poussée plus ou moins loin : coaltar liquide, coaltar pâteux, coaltar sec.

Le premier est un liquide très épais, mais fluide à température ordinaire ; le second, beaucoup plus visqueux, a au moins la consistance d'une térébenthine ; le troisième, ne serait sa couleur, ferait penser à de la colophane.

Ces divers aspects correspondent forcément à des compositions un peu différentes, mais il semble que thérapeutiquement on n'ait pas à en tenir compte; quand Brocq est arrivé à Saint-Louis, on a essayé comparativement, dans son service, des coaltars provenant d'usines différentes, et il a bien semblé que les résultats étaient identiques.

Il y a bien longtemps que les dermatologistes connaissent son emploi. En 1846, Devergie, voulant essayer comparativement l'action du goudron et de l'huile de cade qui venait d'être préconisée par Serre, écrit dans le *Bulletin général de Thérapeutique* (tome XXXI, p. 18) : « Il existe à l'hôpital

Saint-Louis un vaste appareil générateur de gaz ;
je fis prendre l'huile qui surnage la partie aqueuse
provenant de la condensation des produits pyro-
génés et le pharmacien de mon service la soumit
au lavage suivant : l'huile pyrogénée de houille a
été agitée pendant cinq minutes et à dix reprises
différentes avec quatre fois son poids d'eau. Après
chaque agitation et un quart d'heure de repos, la
séparation a eu lieu. Après un repos de vingt-quatre
heures, l'huile avait moins d'odeur, moins d'âcreté,
et elle avait cédé à l'eau le quart de son poids. »
Il promenait alors sur les eczémas un pinceau
imbibé de cette huile.

Devergie l'avait d'ailleurs conseillé contre la
bromhydrose, sous forme d'une poudre composée
de sept parties d'amidon pour une à trois parties
de coaltar.

En 1859, il était recommandé pour la désinfection des plaies, et son action avait paru si nette,
que Trousseau essayait de désinfecter une plèvre
par l'injection du mélange :

Coaltar	4
Plâtre	96
Alcool	100
Eau	3.000

Déjà, à cette époque, il était conseillé pour la
destruction des insectes nuisibles à l'agriculture, tel
l'altise, et pour préserver les bois de l'attaque
des champignons qui en provoquent la pourriture.
C'est, en effet, un grand ennemi de la vie végétale :
si on en badigeonne l'écorce d'un arbre, l'arbre
périt, et si on en enduit le coffre d'une couche, on
aura, cette année-là, bien peu de graines à germer.
Mais il semble bien que, pendant plusieurs années,

il était sorti de la pratique courante de la dermatologie. Brocq ne le citait encore pas dans son livre, en 1892, et Unna, en 1895, dit qu'il avait été utilisé autrefois.

C'est à Dind, de Lausanne, que l'on doit réellement la généralisation de l'emploi du coaltar dans le traitement des eczémas à la suite de sa communication au congrès de Berne de septembre 1906. Sa technique, renouvelée d'ailleurs de celle qu'utilisa Devergie soixante ans plus tôt, patronnée tout de suite par Brocq, bientôt par Thibierge, ne pouvait que se répandre vite.

Le goudron de houille est fortement ammoniacal : il est indispensable de le débarrasser de son alcali par des lavages répétés ; ce qu'avait fait, d'ailleurs, Devergie ; et on discute si les derniers lavages, au moins, ne devraient pas être faits avec une eau acidulée. Le commerce livre, du reste, sous le nom de goudroline, le produit prêt à être employé, et les bonnes drogueries fournissent couramment, sous le nom de goudron de houille lavé, un coaltar directement utilisable.

Son application doit être précédée toujours, non pas d'une désinfection absolue comme on le dit souvent, mais d'un nettoyage de la région aussi complet que possible par une pulvérisation ou un pansement humide.

La technique de Dind est la suivante :

On s'arme d'une brosse plate de peintre moyennement ferme et on étend sur toute la région à traiter des couches successives de coaltar, en laissant à chaque couche le temps de sécher, jusqu'à avoir un enduit d'environ deux millimètres d'épaisseur. Il faut bien longtemps pour faire correctement cette application ; aussi, très souvent, on hâte la dessication en poudrant légèrement chaque couche avec une poudre inerte, et on termine par un poudrage plus abondant sur la dernière couche.

Le badigeonnage desséché se craquèle assez facilement: pendant les deux ou trois jours qui suivent son application d'un coup de pinceau, on recouvre les craquelures, on refait les joints.

Au bout de ces trois ou quatre jours, on frictionne doucement et longtemps avec un tampon de coton imprégné de vaseline ou d'un corps gras jusqu'à complet ramollissement de l'enduit, et à ce moment on termine la toilette par un lavage à l'acétone, ou tout simplement par un savonnage fait avec précaution. Successivement, dans notre pratique personnelle, nous avons apporté quelques modifications à la technique de Dind.

Nous avons d'abord ramolli le goudron en le chauffant au bain-marie, ce qui permet de l'étendre facilement.

Cette première idée en a amené une autre : incorporer au coaltar fluide une quantité de brai sec suffisante pour avoir une préparation ferme à la température ordinaire ; ce mélange s'emploie ramolli au bain-marie, exactement à la façon d'une colle, et il sèche presque immédiatement.

La troisième étape a été d'essayer de nous rapprocher encore plus des colles en rendant notre préparation perméable par une addition de ceyssatite; mais les essais pour obtenir des préparations contenant goudron et ceyssatite ou goudron, gélatine, glycérine et ceyssatite, n'ont pas été couronnées de succès.

La région une fois nettoyée, on juge par son aspect si on doit refaire une autre application ou se décider pour un autre mode de pansement. Notre opinion est, qu'en général, il vaut mieux poudrer et attendre au lendemain pour prendre la décision.

Parfois, très rarement, l'application du coaltar est suivie de l'apparition de bulles assez volumineuses, mais peu nombreuses, parfois de l'apparition d'une bulle unique. On a accusé de cet accident une susceptibilité spéciale : cette susceptibilité spéciale est bien probable : mais la bulle ressemble tellement à celle que donnerait un vésicatoire ammoniacal, qu'on songe tout naturellement à l'action d'une petite quantité de coaltar qui n'aurait pas été touché suffisamment par l'opération du lavage.

Le coaltar ne s'emploie pas seulement suivant la technique de Dind : on peut le conseiller sous forme de pâte ou de pommade. Nous avons un faible pour la méthode de Dind, surtout en employant le produit, séchant presque immédiatement, obtenu par mélange de brai et de coaltar.

C'est le topique le meilleur à employer contre l'eczéma véritable et aussi contre beaucoup d'eczématisations secondes. Son action désinfectante, parasiticide, explique-t-elle ce résultat ? Nous ne le croyons pas. Pour l'action du coaltar encore, nous en sommes réduits à ce que nous enseigne l'empirisme. Et l'empirisme nous apprend qu'un eczéma, à partir au moins de la période de subacuité, supporte le coaltar et est très amélioré par son application, mais que le coaltar suffit bien rarement pour pousser jusqu'à la guérison complète. Peut-être suffit-il à guérir complètement des plaques de parakératoses eczématisées parce que infectées ; il agit probablement dans ces cas comme parasiticide spécifique.

Il calme bien le prurit qui accompagne les eczématisations torpides ; il réussit très bien contre les placards d'eczéma papuleux nummulaire avec leur prurit habituel, peut-être par son action antiprurigineuse, peut-être aussi parce que, séché, il recouvre comme le ferait un vernis.

Nous ne l'avons jamais vu blanchir à fond une plaque de psoriasis, mais il est un des meilleurs décapants et modifie déjà assez la surface pour que l'action de l'huile de cade en soit rendue plus facile.

Les auteurs allemands ne semblent pas faire une différence suffisante entre l'action et les indications des goudrons de bois et des goudrons de houille ; au coaltar, l'eczéma et les parakératoses allant vers l'eczéma : à l'huile de cade, le psoriasis et les parakératoses allant vers le psoriasis.

Ce n'est pas à dire d'ailleurs qu'il n'y aura pas lieu d'utiliser successivement goudron minéral et goudron végétal sur le même eczéma. Tant qu'il y a vésiculation, coaltar ; mais lorsque l'eczéma en arrive à la période de la desquamation lamelleose, alors au contraire sont indiquées les préparations contenant les goudrons de bois.

Nous verrons d'ailleurs que la différence de composition chimique des goudrons végétaux et minéraux permet de prévoir une différence dans leur activité thérapeutique ; ce qui suffit d'abord à les différencier nettement, c'est que les goudrons végétaux sont tous acides parce qu'ils contiennent de l'acide acétique, tandis que le coaltar brut est fortement ammoniacal.

La composition du coaltar, très complexe, varie d'ailleurs suivant l'origine du goudron employé et suivant qu'il constitue le résidu de la préparation du gaz d'éclairage ou du coke, ou qu'il soit (ce qui est rare) fabriqué directement.

On y trouve cependant, d'une manière très générale, en plus de l'ammoniaque, des bases pyridiques, des carbures : benzène et ses homologues, naphtalène, anthracène, phénanthrène et fluoranthrène, enfin des phénols (phénol, crésylol, etc.) dans la proportion de 5 à 10 % suivant les sortes de coaltars.

Ce qui différencie aussi nettement les goudrons végétaux du goudron minéral, c'est la facilité avec laquelle les premiers s'émultionnent en totalité, tandis que le goudron de houille est difficilement et, seulement en très petite quantité, émultionnable.

Et c'est pourtant sous forme d'émulsion que le coaltar a été employé d'abord et presque uniquement pendant bien longtemps, puisque, dans des livres édités en 1867, on trouve déjà au moins deux formules d'émulsion. Cette émulsion coupée d'eau était recommandée comme désinfectant et antiprurigineux : nous avons même le souvenir de l'avoir vu conseillée contre le psoriasis ; mais le flacon de coaltar saponiné ajouté à l'eau d'un bain n'arrivait certes pas à en faire un bain actif.

L'émulsion ne se charge que d'une très minime partie du coaltar traité. La teinture de coaltar saponiné du Codex ne renferme que 18 % des éléments du coaltar employé à sa préparation. Et comme l'émulsion de coaltar est obtenue en additionnant une partie de teinture de coaltar saponiné, de quatre parties d'eau distillée, on constate par le calcul et l'expérience que 100 grammes de cette émulsion renferment seulement 0 gr. 88 de principes de coaltar.

Les émulsions spécialisées ont d'ailleurs la même composition.

Si, en outre, comme l'indique le Codex, cette émulsion de coaltar est étendue pour usage de dix fois son volume d'eau, les 1.100 cc. obtenus contiendront 0 gr. 88, et, un litre, seulement 0 gr. 80 des éléments du coaltar.

L'étude, au point de vue chimique, de ce que contient l'émulsion de coaltar montre que, sur les 0 gr. 80 contenus dans 1.000 grammes d'émulsion étendue pour l'usage, la teneur en éléments phénolés solubles dans les alcalis étendus est de 0 gr. 20 sur les 0 gr. 80 : si bien qu'un litre d'émulsion de coaltar, étendue pour usage selon les proportions courantes, est, en réalité, constitué par une solution de 20 ccgrs de phénol avec 0 gr. 60 des autres éléments de coaltar (base, carbures, etc.) à l'état d'émulsion.

Nous pensons cependant qu'il y a des cas où il serait utile d'avoir à sa disposition une préparation contenant la totalité ou tout au moins la grande majorité des éléments du coaltar. Nous avons donc essayé d'émultionner le coaltar, en utilisant tous les corps classiques et même quelques autres : savons, saponine, gommes, caséine, caséine alcalinisée, bile, solution chloroformique de cholestérine, émulsion d'amandes, émulsion de pétrole, lanoline, le tout sans succès.

L'addition d'eau détermine la séparation plus ou moins importante, mais toujours considérable des portions visqueuses du coaltar.

Nous sommes arrivés à cette constatation que la condition primordiale était d'obtenir une dissolution du coaltar, et, après de nombreux essais, les meilleurs solvants se sont montrés constitués par l'acétone et le chloroforme. Dans nos premiers essais, nous avons traité le coaltar par un mélange d'acétone, de chloroforme et de teinture de quillaya; mais la présence de cette teinture et, d'une manière très générale, de tout liquide alcoolique, diminue considérablement la solubilité du goudron. Nous avons donc adopté la technique suivante : on dissout 10 grammes de coaltar dans 20 grammes d'acétone et 20 grammes de chloroforme. On filtre, on prélève 10 grammes du filtratum, qui est additionné d'eau pour l'usage. Il est bien évident que 20 grammes de teinture de quillaya. On obtient ainsi un liquide dont les éléments, très ténus, restent à l'état de suspension et qui se divisent très facilement par agitation, quand, avec le temps, ils se sont déposés. C'est ce liquide, qui correspond à l'émulsion coaltarée du Codex, qui pourra être additionné d'eau pour l'usage. Il est bien évident que si on l'additionne de dix fois son volume d'eau, cette dilution n'aura pas la stabilité de ce que donne l'addition du même volume d'eau à l'émulsion du Codex, mais on aura ainsi un liquide qui contiendra, dans un état de division rendant son emploi possible, non seulement ce que contient la préparation du Codex et les préparations spécialisées qui l'utilisent, mais encore la presque totalité des éléments du coaltar.

Nous ne prétendons pas d'ailleurs qu'on puisse utiliser cette préparation pour un grand bain prolongé. Il se produit, au bout de quelque temps, une sédimentation des éléments en suspension qui adhèrent aux poils. Mais elle peut s'employer en lotions et bains localisés permettant d'obtenir l'action thérapeutique de tous les éléments du coaltar à l'état d'extrême division.

Poudres au Coaltar
(Voir chapitre Poudres)

Coaltar liquéfiable

Brai 12
Coaltar 10
> Faire liquéfier au B. M. pour emploi.

Cérat au Coaltar

Coaltar 15
Cire 10

BITUMES

Les bitumes sont des produits naturels où dominent les carbures d'hydrogène de la série des pétroles. L'asphalte d'Auvergne, que nous proposons d'employer sous forme de poudre, est un mélange de bitume et de calcaire.

ICHTHYOL

Quand on distille des schistes bitumineux (et le premier qu'on a distillé pour obtenir l'ichthyol contenait beaucoup de débris de poissons), on recueille un liquide oléagineux, brun noirâtre, fortement acide, à odeur empyreumatique très accusée, insoluble dans l'eau, dans laquelle il s'émulsionne très facilement, soluble dans les huiles et dans la glycérine.

Par la sulfonation ménagée de cette huile et

sa neutralisation par un alcali, on obtient les sulfo-ichthyolates; quand on emploie l'ammoniaque, on a l'ichthyol ou sulfo-ichthyolate d'ammoniaque. C'est un liquide épais, brun rougeâtre, d'une odeur spéciale, qui, bien neutre, se dissout complètement dans l'eau, avec laquelle il ne donne souvent qu'une émulsion, et qui est miscible en toutes proportions aux corps gras et à la vaseline. Primitivement, on partait pour sa fabrication de schistes un peu spéciaux du Tyrol. Aujourd'hui on l'obtient, croyons-nous, de la distillation de certains schistes de Bourgogne. C'est, de tous les médicaments dermatologiques actifs, le plus facile à manier; on peut dire qu'il est toujours supporté, et on peut l'introduire dans toutes les formules : peut-être, à cause de cette grande commodité d'emploi, en abuse-t-on un peu. Il est certain qu'il fait bien dans certaines eczématisations, dans les parakératoses superficielles, surtout dans celles qui vont vers l'eczéma; mais il n'a pas l'action énergique d'autres substances, plus difficiles à manier, il est vrai.

A côté de l'ichthyol prennent place un grand nombre de composés soufrés dont la supériorité n'a jamais été bien établie :

Les sulfo-ichthyolates de soude, de lithine, de zinc, d'argent et le pétrosulfol ;

Les thiols, résultant de la fixation du soufre par addition et substitution sur des carbures non saturés provenant des pétroles de Galicie et du Caucase ; ces thiols se sulfonent par action ultérieure de l'acide sulfurique et peuvent fournir des thiosulfonates solubles;

Les tuménols, préparés par l'action de l'acide sulfurique de Nordhausen sur des huiles minérales riches en carbures éthyléniques provenant de la

distillation de schistes bitumineux. Le tuménol
brut est un mélange d'acide tuménol-sulfonique et
de tuméno-sulfone.

Le tuménol-ammonium est un tuménol-sulfonate
d'ammoniaque ;

Le thigénol serait le sel sodique d'acides sulfo-
nés, provenant de l'action de l'acide sulfurique sur
l'huile d'amandes douces. Sa teneur en soufre orga-
nique serait voisine de 10 %.

Pommades à l'Ichthyol

L'ichthyol s'incorpore facilement à tous les excipients :
axonge, vaseline, crème aux stéarates. Il y aura lieu d'introduire de la lanoline dans la formule si on indique de le
dissoudre dans l'eau.

Cosmétique pour les lèvres à desquamation séborrhéique

Ichthyol	3
Paraffine	3
Cire blanche	13
Lanoline	25

ou :

Ichthyol	4
Cire	4
Lanoline	7
Beurre de cacao	11

Couler en bâtons.

XIII. — *GOUDRONS VEGETAUX*

Un goudron végétal est une substance noirâtre à odeur empyreumatique ayant la consistance d'une térébenthine ou au moins celle d'une huile très visqueuse.

Tous les bois soumis à la distillation sèche fournissent des goudrons : en dehors des conifères, pourtant, on ne distille guère que le hêtre et le bouleau.

GOUDRON DE HETRE

Le goudron de hêtre, dont la composition se différencie nettement de celle des goudrons de conifères, a été trop rarement employé en dermatologie pour que son action thérapeutique soit suffisamment étudiée, si tant est qu'elle existe réellement ; certains le conseillent pourtant, et Thibierge lui a fait une place dans son excellent manuel.

GOUDRON DE BOULEAU

Le goudron de bouleau (et nous ne savons pas si les deux espèces de bouleau donnent un goudron identique) n'a jamais été utilisé lui-même en dermatologie. En le traitant par la vapeur d'eau, on en retire une essence brune qui, distillée ou soumise à un nouveau traitement à la vapeur d'eau, fournit l'essence blanche. Nous n'avons aucune expérience personnelle de ces produits et bien peu de gens doivent l'avoir. Sauf contre certaines affections du cuir chevelu, on ne les employait jamais purs, et on pourrait se demander si leur véritable action ne consistait pas à pallier par leur odeur celle de l'huile de cade. Pour le moment, du reste, essence brune et blanche ne sont plus qu'un souvenir : elles étaient importées de Russie.

Pratiquement, tous les goudrons proviennent de la distillation sèche en fosses du bois de différents conifères : pin rouge, pin maritime, genévrier oxycèdre, cèdre de l'Atlas (variété cedrus Atlantica), thuyas d'espèce indéterminée.

GOUDRON DE PIN

Le goudron de Norvège est obtenu par la distillation du pin rouge, le goudron ordinaire par celle du pin maritime déjà privé de sa résine. Dans la distillation du pin, le goudron est surnagé par un liquide brun, assez fluide, d'odeur fortement empyreumatique, que l'on désigne sous le nom d'huile de cade vétérinaire et qui, trop souvent, hélas ! a remplacé en médecine humaine l'huile de cade vraie. Le goudron de pin n'est plus guère employé en dermatologie; on formulait volontiers des pommades au 10°. Mais, nous le verrons plus loin, combiné à la magnésie ou surtout additionné de kaolin, de terre silicée ou de talc, il peut donner une poudre utilisable dans la série des affections où les goudrons sont indiqués.

GOUDRONS DE CEDRE ET DE THUYA

L'un de nous croit bien avoir été le premier à faire essayer à Paris les goudrons du Nord africain. Il avait fait acheter sur le marché de Boghardt un tonnelet de goudron avec lequel il savait que les Arabes tuaient les poux de leurs animaux et les leurs. Le produit se séparait nettement en deux couches : l'une épaisse, plus dense, plus foncée, ressemblant bien à un véritable goudron ; l'autre plus légère, fluide, moins foncée. Ce sont les essais faits avec ce produit qui lui ont fait penser, dès cette époque, que dans ces produits la partie goudron était plus active que l'huile légère. Il ne savait pas de quel conifère provenait l'échantillon.

Plus tard, il a reçu de Tlemcen un échantillon de goudron très épais, qu'on affirmait provenir du thuya : cet échantillon lui a donné sur un psoriasis un résultat magnifique, mais il était si actif qu'on ne pouvait l'employer que pas mal étendu. Plus tard encore, il a reçu de M. Massis, pharmacien-major à Meknès, un échantillon provenant d'une distillation soignée de bois de cèdre de l'Atlas, échantillon réellement trop liquide et pas assez actif. A ce moment, dans la région, on appelait le produit épais de la distillation la bourbe, et on ne l'employait pas.

Les goudrons de cèdre et ceux de thuya sont certainement plus actifs que les goudrons de pin. Nous ne pensons pas qu'ils vaillent les produits de l'oxycèdre, mais ils mériteraient à coup sûr d'être étudiés plus qu'ils ne l'ont été. Notre expérience avec le goudron venant de Tlemcen, et d'autres actions que nous avons vues au thuya, nous font penser que c'est lui qui serait le plus actif, mais on ne pourra l'affirmer qu'après étude comparative avec le goudron de cèdre, et il ne faudrait pas seulement comparer les goudrons des deux provenances : il faudrait comparer dans chacun des cas l'action de l'huile légère à celle du goudron.

XIV. — *HUILE DE CADE*

L'huile de cade est l'huile pyrogénée obtenue par distillation sèche, en fosse, du bois de genévrier oxycèdre. Dioscoride en parle comme d'une substance communément employée de son temps contre les affections de la peau.

Rondelet, Garidel, au xvi° siècle, l'ont vu guérir la gale des brebis, être employée contre les vers qui éclosent sur les ulcères et ceux qui naissent dans le méat auditif.

C'est comme apte à guérir les dartres, la gale, les ulcères, qui souvent survenaient chez les brebis tondues, que Schröder (1649), Lemery (1698), Geoffroy (1743) l'ont employée.

Très ancien remède populaire en Provence, son emploi est devenu courant et médical depuis que Serre publia dans le *Bulletin général de Thérapeutique* (1846, tome XXX, p. 81) une étude sur l'emploi de l'huile de cade et de genévrier dans les affections eczémateuses de la peau, et principalement dans l'ophtalmie scrofuleuse.

Serre indiquait dans son mémoire que ce remède, employé dans le Languedoc par les bonnes femmes contre l'odontalgie, était à l'intérieur un très bon médicament contre les affections vermineuses et guérissait, en application externe, sans produire d'irritation, la gale, les maladies dartreuses, les affections herpétiques, eczémateuses.

Son travail appela l'attention sur ce produit qu'un médecin de Corrèze, Sully, employa la même année contre la gale, l'eczéma, la teigne faveuse; et Langevin, du Havre, contre l'eczéma chronique, l'eczéma rubrum, les eczémas inpétiginisés du cuir chevelu, les eczémas du cou, des oreilles, etc.

Devergie (*Bull. gén. de Thér.*, 1846, t. XXXI, p. 18) l'employa, comparativement avec le goudron de houille, en badigeonnages contre l'eczéma ; il considérait que l'huile de cade serait d'autant plus active qu'elle serait employée à une date plus avancée de l'eczématisation et qu'elle convenait surtout au traitement des eczémas chroniques.

Dans la distillation du bois de l'oxycèdre, on obtient, comme dans celle du bois de pin, un goudron et une substance plus fluide qui surnage le goudron : c'est cette dernière partie qui constitue l'huile de cade. Certaines observations nous font penser que ce goudron serait peut-être plus actif que l'huile de cade.

SOUS QUELLES FORMES EMPLOYER L'HUILE DE CADE ?

On a voulu désodoriser l'huile de cade, avoir un produit moins gluant ; et, en effet, on isole, par entraînement à la vapeur d'eau, les plus volatils et par suite les plus fluides de ses composants. Mais une distillation fractionnée qui laisse comme résidu un goudron très épais et à peu près désodorisé ne va pas sans modifier la composition des divers éléments séparés. Car, si on additionne ce goudron des divers produits séparés par le fractionnement, on ne reconstitue pas du tout l'huile de cade; si l'on veut avoir l'action de l'huile de cade, il faut absolument s'en tenir au produit naturel, intégral.

Un des très rares inconvénients de l'emploi de l'huile de cade est l'apparition d'éléments de folliculites, ce qu'on a appelé l'acné cadique. Il semble bien que ces folliculites soient dues à la fixation à l'orifice du follicule de parcelles charbonneuses : nous devrions avoir la précaution de prescrire toujours l'huile de cade filtrée; les maisons de droguerie se décideraient alors à faire cette simple opération, conseillée du reste par les livres de pharmacologie. Et nous croyons bien que les malades suffisamment savonnés, suffisamment baignés, n'ont jamais d'acné cadique.

Quand on se trouve en face d'un psoriasis à petits éléments disséminés ou d'un psoriasis généralisé, il faut bien conserver la pratique de la friction générale avec port du maillot, et alors on peut employer des préparations peu visqueuses, presque coulantes : mélange d'huile de cade et d'huile quelconque et de préférence d'huile de cheval, qui, d'origine animale, aidera à la pénétration mieux que les huiles végétales, ou la formule classique :

```
Huile de cade......................  )
Vaseline  .........................   } P. E.
Lanoline  .........................  )
```

Cette préparation est bien trop coulante pour le traitement des plaques localisées, bien trop coulante surtout à la chaleur du lit, à cause du point de fusion trop bas de la vaseline, mais elle peut s'employer pour frictions générales avec port du maillot. La vaseline pourrait avec avantage être remplacée par une graisse animale : elle n'aide pas à la pénétration, alors que la lanoline doit y aider.

Que si on s'entête à l'emploi du vieux glycérolé cadique, malgré que la glycérine n'aide pas, tant s'en faut, à la pénétration de l'huile de cade et qu'elle occasionne une sensation de froid souvent très désagréable, il faut du moins ne pas formuler : addition d'huile de cade à un glycérolé déjà préparé, la préparation ainsi faite ne tenant jamais. On doit en rester à la formule originale, qui prescrit d'ajouter l'huile de cade au moment où le glycérolé commence à se prendre en gelée et d'agiter jusqu'à refroidissement. Et nous ajoutons qu'il est de bonne pratique d'augmenter la proportion habituelle d'amidon et d'incorporer l'huile de cade préalablement chauffée.

Mais, heureusement, tous les psoriasis ne sont pas généralisés, sans compter que l'huile de cade est à conseiller aussi en nombreux cas de parakératoses. De malades à lésions peu nombreuses, on n'obtiendrait ni la friction générale ni le port du maillot. Il faut alors formuler la préparation tenant bien en place, mais toujours faite avec un excipient aidant à la pénétration du remède. Le mieux est, ce semble, d'ajouter à l'huile de cade, suivant la température de la saison, un quart ou un tiers de cire jaune. Quand on ne tient pas à une préparation aussi chargée en huile de cade, on diminue un peu la proportion de cire et on ajoute de la lanoline, ce qui donne une préparation tout à fait belle et s'enlevant plus facilement à l'eau. Quand on ne craint pas une action un peu irritante, quand on a affaire à une plaque de psoriasis inveterata, on peut ajouter au cérat cadique un peu de térébenthine.

On reproche aux préparations à base de cire d'être trop adhérentes (ce qui pour nous est une qualité) et d'exiger pour la toilette l'emploi du savon, ce qui est encore un bien petit inconvénient.

On peut avoir des préparations adhérentes, pénétrantes et s'enlevant à l'eau, en s'adressant pour épaissir l'huile de cade aux stéarates : la préparation est un peu grenue, mais pas moins active pour cela, et quand on veut une préparation s'enlevant très bien à l'eau, à la condition de se contenter de la proportion d'un quart d'huile de cade, on émulsionne l'huile de cade avec saponine et jaune d'œuf et on ajoute de la lanoline. Le détail de ces préparations, comme de toutes, se trouvera avec les formules.

Pour tous les cas de psoriasis, nous aimons beaucoup le bain d'huile de cade émulsionnée; pour les cas généralisés ou à éléments disséminés, c'est à coup sûr le procédé à employer. Mais, il faut bien le savoir, ces bains ne donnent ce qu'on est en droit d'en attendre qu'à la condition d'être pris longs : une heure et demie au moins. Tous les bains longs donnent, pendant le bain même, une sensation de fatigue, qu'on évite très bien, en général, en mangeant un peu vers la moitié de la durée du bain.

Inutile d'ajouter quoi que se soit aux bains cadiques sous le prétexte de les rendre plus actifs, inutile surtout d'y ajouter des substances insolubles dans l'eau, comme on le recommande parfois.

En cas de psoriasis sur terrain séborrhéique, en cas de parakératoses allant vers le psoriasis, l'association soufre et huile de cade fait souvent très bien; toutes nos formules permettent l'addition du soufre.

COMMENT AGIT L'HUILE DE CADE ?

Ce que fait l'huile de cade, la pratique l'a montré depuis longtemps. Par quel procédé le fait-elle ? nous ne le savons guère, et ce que nous pensons de l'huile de cade peut s'appliquer à tous les goudrons végétaux.

Son action insecticide est très nette, sur certains insectes au moins. Aurait-elle une action antiseptique spécifique sur le microbe non encore découvert, s'il doit être jamais découvert, du psoriasis ? C'est une possibilité à laquelle on n'a pas le droit de s'arrêter. Les nombreux phénols qui entrent dans la composition de l'huile de cade interviennent certainement dans son action antiseptique, mais ne peuvent pas lui valoir l'action kératoplastique qu'elle semble nettement avoir dans les cas où on l'emploie. Alors ?... Une fois de plus, l'empirisme nous enseigne l'action du médicament si la chimie ne l'explique pas complètement.

L'huile de cade est un complexe. Au moment où la chimie dissocie le complexe en ses éléments, cela ne va pas sans altérations et l'action n'est plus la même. On ne refait pas de l'huile de cade en mélangeant les produits qu'en sépare la distillation.

Quia virtutem habet : d'agir en médecine mieux que tout comme traitement local du psoriasis ; en arboriculture, mieux que tout pour aider à la prise d'une greffe ou à la cicatrisation d'un chancre.

Pommade pour psoriaris généralisé

Vaseline	
Lanoline	P. E.
Huile de cade...................	

Nécessite le port d'un maillot.

Pommade s'enlevant à l'eau

    Huile de cade.................... 15 gr.
    Saponine 0,15
    Jaune d'œuf.................... Nº 1
    Lanoline 20

On peut remplacer la saponine par :

    Extrait fluide de Panama......... 2 gr.

Pommade ferme en bâtons

    Huile de cade..................... 10
    Lanoline 10
    Acide stéarique................... 10
    Cire jaune........................ 10

Huile de cade diluée

    Huile de cade.................. ⎫
    Huile d'amandes douces......... ⎬ P. E.

Cérat à l'huile de cade

La quantité de cire variera suivant l'endroit auquel la préparation est destinée : pour une partie de cire on ajoutera une, deux ou trois parties d'huile de cade.

Cérat térébenthiné à l'huile de cade

    Térébenthine 5
    Cire 10
    Huile de cade..................... 10

Cérat lanoliné à l'huile de cade

    Cire .... ⎫
    Lanoline .... ⎬ P. E.
    Huile de cade.................... ⎭

Glycérolés à l'huile de cade

Préparations à abandonner. — Si cependant on y vient, formuler :

Amidon 15

Laisser gonfler dans q. s. d'eau ; ajouter :

Glycérine 80

Chauffer et quand la préparation commence à se gélifier, ajouter :

Huile de cade préalablement chauffée 60 gr.

En partant du glycérolé d'amidon du Codex, il est indispensable, si l'on veut avoir une préparation assez chargée en huile de cade et qui tienne, d'ajouter 10 % d'extrait fluide de Panama et un jaune d'œuf pour 100 grammes de préparation.

Emulsions pour bains

    1° Huile de cade.............. 100 gr.
       Lessive de soude............ 60 gr.
       Savon de potasse.......... 60 gr.
       Sable lavé..................   1 litre
       Eau 100

Bien mêler au mortier, en ajoutant le sable peu à peu ; laisser en présence une trentaine d'heures à une température moyennement élevée. Verser sur un filtre métallique fin et faire couler par-dessus, lentement, l'eau chaude destinée à faire le bain.

2° Faire d'abord un extrait de bois de Panama en faisant bouillir, jusqu'à réduction à moitié volume, 20 grammes de bois de panama et 180 grammes d'eau.

Ensuite mettre dans un récipient de métal ce décocté de Panama, puis :

       Huile de cade................. 100 gr.
       Savon noir..................... 100
       Eau 100

Faire liquéfier à feu doux par agitation à la spatule : bien homogéniser ; faire de temps en temps des prises d'essai et continuer la préparation jusqu'à ce que l'émulsion dans l'eau se fasse bien (Pomaret).

On peut remplacer la décoction de Panama par l'extrait fluide et formuler :

Huile de cade...................... 100

Jaune d'œuf....................... p a 2

Extrait fluide de Panama........ 20

Eau q. s. p....................... 250 a 3

ou :

Huile de cade.................. 100

Extrait fluide de Panama........ 20

Savon noir...................... 100

Eau q. s. p....................... 500 a 3

XV. — *APERÇU CHIMIQUE*

SUR LA COMPOSITION DES GOUDRONS

Nous avons indiqué, au cours de cette étude, que le goudron de houille se différenciait essentiellement par son alcalinité des goudrons végétaux, qui sont acides.

C'est là, en effet, un caractère commun à tous les goudrons de bois, qu'ils proviennent de conifères ou d'arbres sans résines ni huiles essentielles. Ils contiennent en outre, tous, des phénols différents suivant les espèces végétales aux dépens desquels ils ont été obtenus. Le goudron de bouleau, qui résulte de la distillation sèche du bois de bouleau, n'est pas utilisé lui-même en dermatologie. Mais on en retire, en le soumettant à l'action de la vapeur d'eau, l'essence brune de bouleau qui contient, à côté de carbures, des éléments phénolés (monophénols) résultant de l'action de la chaleur sur le bois. Cette essence brune peut d'ailleurs donner par rectification une essence blanche dont l'activité sera probablement moindre. Le goudron de pin est obtenu par l'action de la chaleur sur le bois du pin sylvestre ou du pin rouge (goudron de Norvège), ou sur les copeaux, tronçons, souches, des pins maritimes qui ne sont plus aptes à fournir de la térébenthine (goudron des Landes).

La composition du goudron des Landes est plus

fixe que celle du goudron de Norvège. Il renferme de l'acide acétique comme tous les goudrons de bois, des acides résineux plus ou moins altérés, de nombreux phénols sur la nature desquels on discute encore, certains auteurs y ayant caractérisé des monophénols (phénol, crésylol), tandis que les autres n'y ont rencontré que des éthers de diphénols, gaïacol et ses homologues. Il renferme en outre des carbures, benzène, toluène, xylène, naphtalène, anthracène, etc.

Remarquons dès maintenant que, par le mode même de son obtention, le goudron de pin ne correspond pas à l'huile de cade, mais à ce qu'on devrait nommer le goudron de cadier ; ce qu'on conserve dans le produit de la distillation du cadier, c'est l'huile légère, et malgré l'intérêt qu'il présenterait certainement, le goudron de cadier n'a fait l'objet d'aucune expérimentation thérapeutique. Ce qui correspond à l'huile de cade, c'est l'huile légère de goudron de pin, dite huile de cade vétérinaire, fréquemment substituée à l'huile de cade vraie.

Nous avons indiqué, au chapitre précédent, que le goudron de bois pouvait être incorporé à diverses substances pour donner des poudres. La composition de ces poudres sera tout à fait différente suivant que l'on emploiera magnésie ou chaux, qui solidifient le goudron par combinaison avec ses acides résineux, et sans doute aussi avec les corps à fonction phénol qu'il contient, ou des substances comme le talc, la silice, le kaolin, qui ne modifient nullement sa composition chimique.

Si l'huile de cade est employée depuis longtemps, ce n'est que récemment que les travaux de Pépin ont établi nettement son origine géographique. Pendant longtemps, on indiquait comme habitat du cadier le sud de la France et les Carpathes. Pépin put se rendre compte de son inexistence dans les Carpathes, l'huile de cade étant d'ailleurs nommée en Hongrie *oleum cadimum verum Gallicum*. Il en chercha vainement dans les environs de Sisteron, mais en trouva dans le Var. Les lieux de fabrication habituelle sont d'ailleurs le Var et le Gard. Mais on trouve des cadiers dans les Pyrénées-Orientales, au Maroc et, d'une façon générale, sur de nombreux points du littoral méditerranéen.

L'étude chimique de l'huile de cade a donné lieu à d'innombrables travaux. Entre autres ceux de Hirschsohn (qui y trouva peu de cadinène et beaucoup d'autres sesquiterpènes), de Troéger et Feldmann et surtout de Schültz, qui en fit une étude très complète dont nous avons eu entre les mains, grâce à l'amabilité de notre confrère Pépin, la traduction qu'en a fait M. Laurent, pharmacien-major des troupes coloniales. Les travaux de Schültz ont montré que l'huile de cade contenait de l'acide acétique et ses homologues, des carbures d'hydrogène (carbures aromatiques et surtout sesquiterpéniques), des corps résineux et des phénols. Les phénols, dont le rôle thérapeutique est capital, représentent environ, pour Schültz, 10 % de l'huile de cade. Nous avons trouvé des chiffres variant entre 8 et 11 % dans des huiles de cade que nous avons préparées nous-même. Schültz a caractérisé dans ces phénols un peu de gaïacol, beaucoup de méthyl-gaïacol (créosol) un peu d'éthyl et de propyl gaïacol. Pas de monophénols, pas de triphénols (pyrogallol et dérivés), qui existent dans le goudron de hêtre, de tremble (mono et triphénols) et de bouleau (monophénols).

En France, Cathelineau et Hauser, Adam, Kauffeisen, étudièrent, eux aussi, l'huile de cade, mais c'est Pépin qui, partant d'une huile préparée indiscutablement avec du bois de cadier, montra l'insuffisance des procédés classiques de diagnose et en fixa les caractères distinctifs, tant au point de vue des réactions colorées que des températures de distillation.

Quand l'un de nous entreprit ses recherches sur l'huile de cade, il fut vite frappé par un fait qui n'avait jamais été signalé jusqu'alors : à savoir le rapport qui existe entre la teneur du bois d'oxycèdre en huile essentielle et son rendement en huile de cade. Il put établir qu'un bois privé d'essence par la vapeur d'eau, soumis ensuite à la distillation sèche, donnait très peu d'huile de cade. La vérification en fut d'ailleurs obtenue en traitant des bois de cadier, naturellement très pauvres en essence : on obtient du goudron de cadier, mais seulement des traces d'huile de cade.

Il y a d'ailleurs un autre élément du bois de cadier qui intervient dans la formation de l'huile de cade : ce sont les résines. Si, après avoir privé le bois de cadier d'essence, on le traite par divers solvants : essence de pétrole, éther sulfurique, on obtient des résines ; et ces résines, soumises à la distillation sèche, fournissent des liquides plus légers que l'eau qui entrent certainement dans la composition de l'huile de cade.

Et, si on continue à épuiser le bois par l'éther acétique, on obtient alors une nouvelle résine qui, soumise à la distillation sèche, fournit exclusivement des goudrons plus lourds que l'eau.

Et enfin, la substance ligneuse proprement dite ayant résisté à tous les épuisements, donne, elle aussi, quand on la chauffe à l'abri de l'air, des goudrons plus lourds que l'eau.

Or, ces goudrons plus lourds que l'eau se dissolvent dans l'essence de cadier : si bien que l'huile de cade peut être en définitive considérée comme une solution de goudrons (au sens général du mot) dans l'essence de cadier, et dans les produits plus légers que l'eau, résultant de l'action de la chaleur sur les résines solubles dans l'essence de pétrole et dans l'éther sulfurique que contient le bois de cadier.

*EXAMEN CHIMIQUE DES
CAUSES DE L'ACTIVITE DES GOUDRONS
ET DES HUILES VEGETALES*

Si nous examinons maintenant à la lumière de ces faits les causes probables de l'activité de l'huile de cade, nous voyons qu'elle est manifestement due à la présence de ces goudrons. Cela ne veut, certes, pas dire que les carbures sesquiterpéniques qu'elle renferme sont complètement inactifs ; mais les goudrons riches en phénols jouent certainement le premier rôle. Il n'en résulte pas, d'ailleurs, que la présence des phénols qu'on y a décélés (créosol et homologues) suffit à expliquer cette action. Nous avons fait essayer, contre le psoriasis, la valeur du créosol en pommade à 10 % et la solution de créosol et de ses homologues dans l'huile essentielle de cadier. Les résultats sont intéressants, mais non comparables à ce que donne l'huile de cade totale. La complexité de sa composition suffit d'ailleurs à expliquer qu'il soit difficile de déterminer l'élément ou l'association d'éléments auxquels elle doit son activité thérapeutique.

La chimie explique mieux la différence d'action des deux goudrons : végétal et minéral ; simplement, d'ailleurs, par la dissemblance de leur composition. Car, si l'un et l'autre renferment des carbures et des phénols (phénols qui, nous l'avons établi, constituent une notable partie de la très petite quantité de principes du coaltar que renferme l'émulsion de coaltar de Codex), il existe en outre dans le goudron de houille de nombreux produits basiques dont l'activité doit être considérable : aniline et toluidine, pyrrol ; et toute une série de bases pyridiques : pyridine, picoline, lutidine, etc., etc.

Il serait facile, si les services de dermatologie y portaient intérêt, de vérifier la valeur du coaltar, privé, par un traitement convenable, de ses éléments phénolés solubles dans les alcalis dilués, et ne contenant plus ainsi que ses composants basiques et ses carbures (benzine et homologues, naphtalène, anthracène, carbures sulfurés, etc.), dont la présence doit puissamment contribuer à son action antiparasitaire.

Le soufre, insecticide et parasiticide, n'agit pas seulement suivant ce mode. Il est le médicament héroïque de tous les états séborrhéiques, et son emploi guérit à coup sûr, au moins pour un temps, l'acné polymorphe. Employé seul, il suffit bien rarement à guérir une plaque de parakératose ou de pityriasis séborrhéique ; mais quand les goudrons ne réussissent pas, il suffit bien souvent de leur ajouter un peu de soufre pour obtenir un excellent résultat et prévenir une eczématisation toujours menaçante de par les parakératoses et le pityriasis séborrhéique.

La si grande expérience du professeur Fournier l'avait convaincu que les syphilides dites : acnéique, lichénoïde, péripilaire, ponctuée, élégante, ne se voyaient guère que sur un terrain séborrhéique ; et, en présence de ces formes, il ajoutait toujours au traitement général un traitement topique par application d'une pommade soufrée.

Il existe de nombreuses variétés de soufre ; mais, ce qui simplifie une question en apparence très complexe, c'est que, comme l'a montré Berthelot, toutes les variétés de soufre se répartissent en deux groupes, suivant leur solubilité ou leur insolubilité dans le sulfure de carbone.

Se dissolvent dans le sulfure de carbone : le soufre octaédrique, auquel se rattache le soufre prismatique, et le soufre non émulsionnable des polysulfures, tous deux transformables en soufre octaédrique sous la seule influence du temps, et le soufre nacré de Gernez.

Sont insolubles dans le sulfure de carbone : les divers soufres mous, le soufre monoclinique de Engel, le soufre soluble dans l'eau de Engel donnant rapidement du soufre mou, le soufre colloïdal identique au soufre soluble de Engel.

Dans quel groupe se classent les soufres habituellement utilisés en dermatologie ? Le soufre précipité, qui s'obtient en précipitant par l'acide chlorhydrique une solution de polysulfure de sodium, contient : du soufre soluble, une petite quantité de soufre insoluble, du soufre nacré de Gernez, avec du bisulfure ou des polysulfures d'hydrogène dissous dans le soufre lui-même, ce qui donne naissance à un dégagement continuel d'hydrogène sulfuré.

C'est, proprement, un soufre sulfhydrique. Il se dissout presque complètement dans le sulfure de carbone.

Le soufre sublimé, au contraire, contient une forte proportion de soufre insoluble dans le sulfure de carbone. On admet que ce soufre insoluble est constitué par une pellicule de soufre mou qui entoure les globules de fleurs de soufre, pellicules dues à l'atmosphère chargé d'anhydride sulfureux des chambres de briques où se fait la condensation du soufre.

Si le soufre précipité doit être considéré comme un soufre sulfhydrique, le soufre sublimé, au contraire, est un soufre sulfureux.

On reproche au soufre d'être difficilement maniable, irritant.

Irritant, il l'est à coup sûr dans le traitement de la gale ; nous disons ailleurs pourquoi, selon nous, il l'est dans ce cas.

Incorporé sans addition d'autres substances, il doit être, tout au moins au niveau du tronc, bien moins irritant qu'on ne le dit ; sans quoi les pommades soufrées n'auraient pas été aussi couramment employées qu'elles l'étaient autrefois ; mais nous reconnaisscns n'avoir pas de leur emploi une expérience personnelle suffisante pour affirmer une opinion.

Le soufre est bien rarement irritant sur les peaux acnéiques ou méme simplement séborrhéiques ; il semble ne le devenir que si on continue son emploi alors qu'il a déjà fait disparaître l'état séborrhéique.

Dans le traitement de l'éruption papulo-pustuleuse miliaire récidivante, dans celui de l'acné couperosique, le maniement du soufre est à coup sûr difficile ; mais, dans ces deux affections qui n'en sont probablement qu'une, on n'a plus affaire à une acné vraie, on se trouve rarement en face d'une peau réellement séborrhéique, et les applications de la douche filiforme nous ont bien montré, il y a longtemps, combien, en pareil cas, les tissus étaient spécialement fragiles.

Il semble qu'on doive toujours employer le soufre précipité ; on l'emploie sous forme de pommade du 20e au 10e, et, en cas d'acné, généralement sous forme de lotions appliquées le soir ; la formule classique en est :

Soufre précipité	25
Alcool camphré	60
Eau de rose	200
Eau distillée	215

Agiter avant l'usage.

ou :

```
Soufre  précipité.....................      5
Alcool  à  90°......................      50
Eau  ...............................      50
```

La première de ces formules renferme à coup sûr beaucoup trop d'eau ; elle est trop lente à sécher, trop coulante pour permettre une répartition à peu près régulière du soufre.

La seconde sécherait beaucoup plus vite.

Pour mieux fixer le soufre, nous avons l'habitude, depuis de nombreuses années, de nous servir comme excipient de teinture de savon médicinal camphrée, à laquelle nous ajoutons une très petite quantité de glycérine qui rend plus facile, quand on agite la préparation, le mélange du dépôt.

Ayant voulu mieux faire, nous proposons la farmule suivante, dont la densité a été calculée de manière à maintenir très longtemps le soufre en suspension et qui laisse sur la peau une couche de soufre adhérente :

```
Soufre  précipité...................      7 gr.
Glycérine  .........................      8 gr.
Poudre  de  savon...................      3 gr.
Alcool  à  90°......................      8 gr.
Eau  distillée......................     45 gr.
```

Dissoudre le savon dans la glycérine au bain-marie, ajouter l'alcool, puis le soufre et l'eau.

Et aussi le mélange de soufre et de savon en poudre :

```
Soufre  précipité.................  ⎫
Poudre  de  savon  neutre.........  ⎬  P. E.
```

On met un peu de ce mélange dans un récipient

avec une petite quantité d'eau, on délaie à l'aide d'un blaireau et on étend sur le visage comme si on devait se raser, on laisse sécher en place. La proportion de soufre précipité et de savon peut varier, cela va sans dire. Le savon rend facile la toilette du lendemain, et son action, s'ajoutant à celle du soufre, ne peut qu'être utile au traitement de l'acné. Si l'activité de cette application paraissait trop grande, on en serait quitte pour ne l'employer que tous les deux ou trois jours.

L'application d'une lotion soufrée est le procédé couramment employé dans le traitement de l'acné ; mais si le résultat se fait trop attendre, il faut en arriver à l'exfoliation et même, à notre avis, débuter par elle chaque fois qu'on se trouve en face d'une acné un peu grave.

Les préparations couramment employées sont à base de savon noir et de soufre, avec addition de $1/20^e$ à $1/10^e$ de résorcine. Leur emploi, un peu douloureux, peut rarement être toléré plus d'une heure, et nous n'avons jamais vu que l'addition de résorcine, pour classique qu'elle soit, présentât un grand avantage. Nous avions toujours obtenu, sans la moindre sensation douloureuse, une exfoliation parfaite en trois jours au maximum en faisant appliquer pendant toute la nuit un mélange à parties égales de savon de potasse et de soufre précipité. Le délai de trois jours n'est pas celui de l'exfoliation, mais celui que demande la momification de l'épiderme, qui met ensuite à peu près le même temps à se détacher en grands lambeaux qui entraînent avec eux les comédons.

L'exfoliation faite, les lotions soufrées, ou tout simplement l'emploi de la poudre soufrée, suffisent très bien en général, même employées par intervalles, à la cure d'entretien. Nous formulons la poudre soufrée :

Soufre précipité porphyrisé..........	1
Stéarate de magnésie................	3
Huile de vaseline....................	3
Carbonate de magnésie..............	3
Talc	10
Kaolin	10

passer après mélange intime à travers un tamis de soie très fin.

On peut d'ailleurs remplacer le stéarate de magnésie par le stéarate de zinc, et il nous a semblé, après essai, que l'huile de vaseline n'était pas indispensable pour donner à la préparation l'adhérence nécessaire.

Cette poudre, colorée avec de la terre d'ombre ou du carmin, peut être employée non seulement comme poudre d'entretien, mais encore comme poudre de toilette.

Nous connaissons plusieurs femmes qui l'emploient depuis longtemps pour lutter contre l'état séborrhéique du visage. Si parfois la peau devient trop sèche, il suffit de réduire la proportion de soufre ou de supprimer son emploi de temps en temps.

Pour en revenir à l'exfoliation, il faut reconnaître que cette cure par le savon alcalin était beaucoup plus aisée avec les savons mous que l'industrie préparait il y a quelques années. Les savons de potasse, même vendus par de bonnes maisons, n'agissent plus comme ils le faisaient autrefois, et le dermatologiste est toujours obligé de compter avec le produit qui lui est fourni.

L'analyse de plusieurs sortes de ces savons mous de potasse, qu'ils soient jaunes, verts ou noirs, nous a montré qu'ils ne renfermaient pas habituellement de potasse libre, mais seulement de la potasse carbonatée, ce qui expliquait, croyions-nous, leur faible activité.

Nous avons donc préparé des savons de potasse d'une teneur fixe en alcali libre. Nous avons utilisé les matières grasses les plus variées et des mélanges de matières grasses et de résine. Malheureusement, même avec des savons contenant 10 % de potasse libre, additionnés de leur poids de soufre, nous n'avons pu obtenir l'exfoliation que donnaient les anciens savons mous.

La lotion soufrée n'est pas employée seulement contre l'acné, mais aussi contre la séborrhée du cuir chevelu. Elle agit bien, mais laisse un dépôt de soufre d'un aspect bien désagréable, surtout dans une chevelure de femme, qu'on ne peut pourtant pas, sans inconvénient, faire laver tous les jours. Pour le cuir chevelu, les anciennes formules de lotions soufrées sont peut-être à conserver, mais il semble qu'on aurait davantage à diminuer la proportion de l'eau.

Sabouraud a eu l'idée d'employer les frictions rapides avec une solution à 3 % de soufre dans le sulfure de carbone ; et, pour que l'application en soit moins douloureuse, il a adopté comme solvant, à la suite des travaux de l'un de nous, divers mélanges dans lesquels le sulfure de carbone est associé à la benzine, au xylol, au tétrachlorure de carbone, à l'acétone. Le procédé donne, paraît-il, de très bons résultats, et nous devons le croire, puisque c'est l'opinion de Sabouraud qui, plus que personne, a l'expérience du cuir chevelu.

Mais il faut bien que le praticien soit prévenu des inconvénients possibles de la méthode ; il faut que le sulfure de carbone soit pur, puisque l'impureté du sulfure semble augmenter sa toxicité. On n'oubliera pas que les vapeurs du sulfure de carbone sont éminemment inflammables, que celles du tétrachlorure sont hypnotiques ; il faut évidemment écrire sur l'ordonnance les précautions à prendre.

Les solutions de soufre, dans le sulfure de carbone additionné de tétrachlorure et d'acétone, ne peuvent renfermer plus de 6 % de soufre si l'on ne veut pas dépasser la proportion de 60 % cc en sulfure de carbone ; il ne nous semble pas que cette teneur en soufre soit assez élevée pour que ces solutions soient utilisables contre l'acné, et on pourrait craindre que leur emploi sur le visage fût moins bien toléré que sur le cuir chevelu.

Nous dirons un mot du soufre, insoluble dans le sulfure de carbone, que contient la fleur de soufre. Ce soufre, que l'on obtient en traitant le soufre sublimé par un excès de sulfure de carbone, recueillant l'insoluble sur le filtre, lavant et séchant, est caractérisé par sa très grande légèreté. Les éléments du soufre sublimé sont constitués, en effet, par de petits noyaux de soufre soluble dans le sulfure de carbone entourés d'une pellicule de soufre insoluble. Et le sulfure de carbone pénètre à l'intérieur de ces globules en laissant les utricules vides. Ce qui explique sa faible densité.

Ce soufre insoluble, qui semble mieux toléré par la peau que le soufre sublimé et le soufre précipité, se prête à toutes les préparations : poudres, poudres savonneuses, pommades, cérat, lotions. Pour la lotion, en raison de la très faible densité de ce soufre, nous avons modifié la formule comme suit :

Poudre de savon...................... 4
Glycérine 5
Soufre insoluble..................... 8
Alcool à 95°......................... 20
Eau distillée........................ 73

SULFURES

On n'emploie pas seulement le soufre sous forme de soufre sublimé lavé ou précipité : on l'utilise fréquemment sous forme de sulfures.

Les polysulfures sont des combinaisons plus ou moins bien définies, plus ou moins stables, de monosulfure alcalin et de soufre.

Le Codex de 1866 renfermait un grand nombre de sulfures alcalins. On y voyait, à côté du monosulfure de sodium cristallisé, un quintisulfure de sodium en solution, un trisulfure de sodium, un trisulfure de potassium impur, une solution de trisulfure de potassium et une solution de quintisulfure de potassium. On n'avait donc que l'embarras du choix.

Le Codex actuel n'a conservé, à côté du monosulfure de sodium, que le sulfure de potasse, trisulfure de potassium impur ou foie de soufre potassique. Le bain sulfureux, si souvent employé jadis en dermatologie et en médecine générale, était obtenu par dissolution de 40 à 50 grammes de foie de soufre pour un bain : le foie de soufre contient à la fois du polysulfure et de l'hyposulfite de potassium ; ce bain est souvent irritant, on ne le prescrit plus que bien rarement.

Le bain de Barèges artificiel est fait avec 60 grammes de monosulfure de sodium, 60 grammes de chlorure de sodium et 30 grammes de carbonate de potasse : il semble moins irritant que le bain sulfureux ordinaire.

Les sulfures de potassium et de sodium restent employés sous forme de lotions contre l'acné et plus spécialement contre l'état séborrhéique, et avec un résultat toujours excellent. Ce qu'on délivre souvent sous le nom de polysulfure de potassium liquide n'est qu'une solution filtrée de foie de soufre ; ce qu'il faut prescrire, c'est une solution saturée de penta ou quintisulfure de potassium.

Cette solution de quintisulfure de potassium est beaucoup plus riche en soufre que la solution de polysulfure ; elle marque 40° Baumé (d = 1,38), tandis que la solution de trisulfure impur (foie de soufre liquide) n'a une densité que de 30° Baumé (D = 1,26).

Elle contient la moitié de son poids de quintisulfure. Les conditions de sa préparation en font un sulfure bien moins altéré que le foie de soufre et, par suite, que la dissolution de foie de soufre, qui renferme toujours de l'hyposulfite et du sulfate au moment de sa préparation et, presque toujours, du soufre par action ultérieure de l'air.

Pour employer la solution de quintisulfure, on en met de 20 à 40 gouttes, suivant la résistance du tégument, dans une vingtaine de grammes d'eau. le mélange devant se faire au moment de l'emploi. Si ce mélange est destiné au visage, on lotionne à l'aide d'un tampon de coton ; s'il est destiné au cuir chevelu, on le met dans un flacon compte-gouttes, on écarte les cheveux en faisant des raies et on fait tomber les gouttes au fond des raies. Par ce procédé, on peut mouiller suffisamment le cuir chevelu en ne mouillant pas, ou à peu près pas le cheveu.

L'odeur, assez désagréable comme celle de tous les sulfures, n'est guère persistante ; le dépôt sulfuré, peu abondant, est moins désagréable que celui que laisse la lotion soufrée ; et le maniement de la préparation est assez facile pour qu'on puisse le confier à un client un peu intelligent en lui conseillant d'augmenter ou de diminuer la proportion de la solution de pentasulfure suivant le résultat obtenu.

Jusqu'aux solutions soufrées de Sabouraud, c'était, à coup sûr, la meilleure préparation et la plus commode à employer contre la séborrhée du cuir chevelu. Doit-elle vraiment céder complètement la place aux solutions sulfocarbonées ? Elle n'en a, au moins, aucun des inconvénients.

HISTORIQUE

Quand nous avons commencé à fréquenter Saint-Louis, — c'était en 1878, — nous y avons vu employer le nitrate d'argent de temps en temps dans le service Quinquaud contre des manifestations cutanées qu'on appellerait aujourd'hui parakératoses lichénifiées et parakératoses torpides ; et dans le service Besnier, par la méthode dite des deux crayons, contre les tuberculoses ulcérées. Nous avons beau pressurer notre mémoire, il n'en sort pas du tout le moindre souvenir de badigeonnage avec la solution de nitrate.

Nous en étions arrivé, parce que très jeune, à nous imaginer avoir découvert la solution de nitrate d'argent, ou au moins son indication en dermatologie. Mais, dès cette époque, un très excellent ami, qui déjà avait lu beaucoup, rabaissait de temps en temps notre superbe en nous assurant que nous n'avions rien inventé du tout. Nous avons renoncé à notre paternité, puisqu'elle était discutée, mais nous avons continué pendant toute notre carrière à nitrater souvent ; et nous conservons la conviction que, ce faisant, nous avons été plus utiles à nos malades que nous ne l'aurions été par l'emploi de nombreux autres procédés.

A la période que nous dirons moderne, Brocq, le

premier, dans son traité de 1892, à propos du traitement de l'eczéma, a conseillé les badigeonnages avec une solution de nitrate au 40e. En 1901, Besnier, dans son article « eczéma » de la *Pratique dermatologique*, dit que, depuis vingt ans, il emploie le badigeonnage au nitrate dans le traitement de l'eczéma de la barbe et de la moustache, dans celui du rebord ciliaire quand il y a des ulcérations, et dans les eczémas localisés chroniques, surtout quand ils sont fissuraires. Nos souvenirs d'hôpital ne nous rappellent rien, mais ils peuvent être infidèles ; et vingt ans avant 1901 correspond peut-être à l'époque où je commençais mes infidélités à Saint-Louis pour La Rochefoucauld d'abord et Broca ensuite.

La vieillesse nous ayant fait des loisirs, nous les occupons de temps en temps à parcourir les anciens, ce que nous avions eu la paresse de ne pas faire autrefois. A propos du nitrate, voici ce que nous avons trouvé, tout en reconnaissant que nous n'avons peut-être pas su tout trouver.

Rien dans Biett (éd. 1838), et Biett, qui ne songe pas à l'emploi du badigeonnage, a bien soin de rejeter toute cautérisation. Rien dans Hébra (éd. 1862).

Alibert, en 1835, réclame la paternité de l'emploi du nitrate, et il semble bien qu'il y ait droit ; il le recommande dans la spiroplaxie vulgaire, dans l'esthiomène, dans certaines formes de dartres, mais il ne parle que de l'emploi du crayon.

Rayer a employé le crayon contre l'ecthyma chronique et contre certains eczémas.

Nous n'avons rien trouvé dans Bazin, peut-être n'avons-nous pas cherché aux bons endroits.

Dans l'édition de 1891, Caposi propose l'emploi

du crayon de nitrate contre les fissures tenaces de la muqueuse nasale, mais l'annotateur a bien soin d'avertir que ce moyen ne vaut pas l'emploi de la bande élastique.

Dans le *Dictionnaire de médecine et de chirurgie*, ni à l'article « argent » ni à l'article « nitrate », on ne trouve quoi que ce soit sur l'emploi du nitrate en dermatologie.

Gailleton conseille l'emploi d'une pommade contenant de 1 à 4 grammes de nitrate pour 30 d'excipient. Nous n'avons pas su retrouver où, mais il nous semble bien nous rappeler qu'Hébra a conseillé la même chose.

Dans Cazenave, nous trouvons pour la première fois l'emploi du nitrate en solution au 10e dans la rupia et l'impétigo ; mais c'est Devergie (éd. 1858) qui, pour la première fois, propose nettement l'emploi du nitrate en badigeonnage : « Vers la fin du traitement, il faut en général toucher deux ou trois fois, à quatre ou cinq jours d'intervalle, les surfaces malades avec une solution de nitrate d'argent. Nous appliquons ce précepte à tous les eczémas localisés, notamment à celui du mamelon, du nombril et des bourses. » Il dit d'ailleurs qu'il emploie en général une solution au 10e et parfois une solution au 5e ou même à parties égales.

Nous avons été heureux de trouver que la technique à laquelle nous a conduit notre expérience est celle qu'employait déjà Devergie, et un peu fier de constater qu'à l'époque où nous avons commencé à employer très fréquemment le badigeonnage il ne l'avait encore, et rarement été, que par Cazenave et par Devergie.

Comme nous le faisons nous-même, il n'employait que des solutions à un titre un peu élevé. Nous le dirons encore : si on ne recherche que l'action antiseptique, la proportion de 2 et même de 1 % est très largement suffisante, mais elle ne l'est point du tout pour obtenir une action modificatrice.

SON UTILISATION

Le nitrate d'argent est, avec le soufre, les goudrons de bois et le coaltar, un des quatre grands médicaments dermatologiques. Il en est peut-être le plus important, et est à coup sûr celui qui a les indications les plus variées à cause de la diversité de son action : il est parasiticide, antiseptique, énergiquement astringent, et, suivant les circonstances ou le mode d'emploi, kératolytique, mais bien plus encore kératoplastique.

Plus que personne, nous en avons usé, abusé parfois, ont pensé certains. Nous y avons probablement gagné l'expérience de son emploi en badigeonnage, puisque nous ne l'avons jamais employé autrement.

MODE D'ACTION

Comment agit un badigeonnage au nitrate ? On a dit : si la surface est couverte de sérosité, il se fait du chlorure d'argent et une coagulation des albumines en surface ; si on a la précaution, avant de faire le badigeonnage, d'assécher la surface, précipité et coagulation se forment dans les lacunes créées dans l'épiderme par le flux secrétoire.

Nous acceptons comme démontré ce qu'il nous serait difficile de vérifier. Mais comme nous n'avons jamais fait le badigeonnage au nitrate, pendant les périodes d'acuité et de secrétion abondante, nous avons dû agir toujours suivant le second mode.

Les constatations précédentes ne suffisent pas pour expliquer clairement l'action kératolytique en certains cas, kératoplastique en d'autres, du nitrate d'argent. Cette action kératoplastique a été vue par les chirurgiens bien longtemps avant de l'être par les dermatologistes ; avant la période de la chirurgie aseptique, on l'employait journellement pour obliger de faire de l'épiderme les bourgeons charnus qui ne se décidaient pas à en faire naturellement.

Si nous nous permettions d'hasarder une explication des résultats que donne le badigeonnage de nitrate, nous dirions : il agit comme parasaticide, mais c'est souvent son action la moins importante ; il modifie instantanément la vitalité de la cellule imprégnée ; précipité de sa combinaison, il forme avec les albumines un composé argentique ; l'acide libéré agit comme excitant de la vie cellulaire si sa quantité n'est pas exagérée, et alors nous avons l'action kératoplastique ; si la quantité d'acide libérée est en proportion trop considérable ou si elle se trouve en présence d'éléments trop altérés pour supporter son action, le badigeonnage devient alors kératolytique. Si la solution est encore plus concentrée ou si on emploie le crayon, on a même une action caustique, mais caustique seulement en surface.

Ce ne sont pas ces vues théoriques qui ont orienté notre pratique. C'est l'expérience d'une très longue clinique qui nous fait croire que ces explications peuvent être acceptables.

MODE D'EMPLOI

Le nitrate d'argent comme topique des eczématisations ne nous paraît jamais indiqué à la période d'acuité, même (et nous avons failli écrire *surtout*) en solutions faibles ; les applications de solutions faibles, si elles étaient un peu fréquemment répétées, ce qui se voit trop souvent, agiraient comme un antiseptique, c'est vrai, mais avant tout à la façon d'un irritant. Personnellement, nous avons toujours employé des solutions au moins au 30e, en général au 10e, et nous n'avons pas souvenir d'avoir jamais eu à le regretter ; mais nous espaçons les badigeonnages et n'en faisons pas plus d'un tous les quatre ou cinq jours, et encore à la condition que le badigeonnage précédent nous paraisse épuisé ; et nous ne le pensons épuisé que quand le dépôt argentique noirâtre (pour nous actif) est complètement éliminé. Nous ajouterons que la persistance plus ou moins longue de ce dépôt nous paraît un signe de grande valeur pronostique ; le renouvellement un peu rapide de l'épiderme nous indique que la lésion continue à évoluer ; du jour où ce renouvellement devient lent, on sait que tout va rentrer dans l'ordre.

Pendant les journées qui séparent deux badigeonnages successifs, des pansements sont évidemment nécessaires ; un bon poudrage avec une poudre inerte, ou en certains cas avec une des poudres actives dont nous avons donné les formules, est le pansement le plus fréquemment indiqué ; en certaines occasions pourtant, il y a avantage à employer une pâte ou une pommade. En ce dernier cas, le prochain badigeonnage devra être précédé obligatoirement d'un dégraissage complet de la région ; et si l'excipient de la pommade était à base de lanoline, le nettoyage avec éther de pétrole ou tétrachlorure de carbone serait si rarement suffisant que le plus sage est de se décider d'emblée pour un bon savonnage.

On a proposé l'emploi de solutions si peu concentrées que presque dilutions homéopathiques, puisque au 1/10.000ᵉ ; nous ne croyons pas que de pareilles solutions puissent modifier en quoi que ce soit les dermatoses, tout au plus peuvent-elles agir comme antiseptiques, pas même comme parasiticides.

Mais ces solutions, où la molécule de nitrate d'argent est presque complètement, sinon totalement dissociée, ou des solutions un peu moins homéopathiques, pourraient probablement suffire pour prévenir des récidives d'infection en s'opposant au développement de la graine après que des procédés plus énergiques auraient détruit le parasite.

INDICATIONS

Coaltar et nitrate d'argent sont les deux topiques à employer contre les eczématisations : l'expérience personnelle seule déclenchera le reflexe qui nous fera nous adresser à l'un plutôt qu'à l'autre. Le coaltar semble pourtant préférable lorsque la secrétion est encore abondante ; mais, dans les parakératoses eczématisées, la supériorité reviendra au nitrate.

On peut hésiter encore en présence de ces cas d'eczémas papuleux des plis du coude et des creux des jarrets, si souvent réminiscences du prurigo de l'enfance lorsque le prurit est peu marqué : s'il est violent, nitrate, encore meilleur antiprurigineux que le coaltar, et nitrate aussi dans les prurits et les prurigos, quand prurit et lichenification vont de pair. En cas d'eczémas papulo-vésiculeux en placards ou nummulaire, badigeonnages au coaltar si les phénomènes d'eczématisation dominent, ou nitrate si c'est le prurit ou la lichenification, sauf à revenir au coaltar, la lichenification une fois réduite par le nitrate.

Dans l'eczéma périanal, l'hésitation n'est pas permise ; il faut nitrater ; et si on a su bien déplisser l'anus pour cautériser les fissurettes, elles cicatrisent bien vite, le prurit disparaît, et peu à peu aussi la lichenification et l'eczématisation. Naturellement, une seule application ne suffit pas et, dans l'intervalle des applications, il ne faut négliger ni les soins de toilette ni l'application d'une pommade dont l'excipient sera presque uniquement fait de lanoline. Tout le monde admet l'action cicatrisante, merveilleuse, du nitrate contre tous les états fissuraires ; et les auristes reconnaissent que seul il agit bien contre cette lésion si désagréable qu'on appelle l'eczéma du conduit auditif externe.

Les qualités parasiticides du nitrate contribuent très probablement à son action dans de nombreux cas d'eczématisation ; elles en font le topique de choix contre certaines folliculites, mais surtout contre l'impétigo banal. Une pustule d'impétigo touchée au nitrate est une pustule guérie. Si la coloration qui accompagne son application la rend un peu gênante à la face, un badigeonnage s'attaquant suffisamment à sa bordure arrête immédiatement l'évolution d'une torniole ou d'une pustule d'ecthyma.

Nous l'avons employé souvent au pourtour des furoncles suppurés pour essayer de prévenir les auto-inoculations : le procédé nous a paru préférable à l'emploi de la teinture d'iode.

Le Dr Labbé et Mme de Lerminat ont dit les brillants résultats que le badigeonnage au nitrate leur a donné dans le traitement de l'érysipèle des nouveau-nés.

Et le badigeonnage au nitrate n'est pas parasiticide que des staphylocoques et de certains streptocoques : il guérit un eczéma du nombril, toujours parasité, aussi bien que le meilleur des autres procédés ; en cas d'intertrigo, il détruit les infections surajoutées et semble bien aider à l'amélioration des qualités de l'épiderme.

Si nous disions qu'un badigeonnage au nitrate suffit pour détruire l'épidermophyton, nous nous ferions honnir, et pourtant son action, à lui au moins, ne nuirait pas à l'épidermisation comme celle de certains autres parasiticides. Qu'on commence, si on veut, par une de ces applications énergiques, mais que, pour prévenir les récidives, on essaye de se contenter du nitrate ; et comme ici il n'est plus question d'eczématisation, on pourra se contenter d'une solution à un degré faible, puisqu'on ne recherchera plus que l'action antiseptique.

Un de nos maîtres traitait les tuberculoses ulcérées par ce qu'il appelait la méthode des deux crayons ; attouchement au crayon de nitrate suivi immédiatement de l'attouchement avec un crayon de zinc métallique ; un de ses élèves, au moins, continue l'emploi de la méthode et proclame en obtenir de très bons résultats.

De quelle idée provient la méthode, quel est

son mode d'action ? Il semble bien que, par l'application immédiate d'un crayon de zinc, surtout récemment frotté au papier de verre, on obtienne la réduction immédiate du nitrate d'argent et le déplacement de son acide nitrique, et cet acide libéré agit par lui-même comme topique, ou plus vraisemblablement se combine avec le zinc pour faire un azotate dont personnellement nous ne connaissons ni le mode ni le degré d'action. Mais la réduction immédiate du nitrate d'argent ne peut que lui permettre une action de surface. On a autre chose que ce qu'aurait donné un badigeonnage avec une solution un peu concentrée.

L'action kératolytique du nitrate permet de soulager les malheureux dont la marche est rendue parfois si pénible par l'épaississement sous-unguéal qui accompagne certains psoriasis et arrive à soulever l'ongle. L'instillation de quelques gouttes d'une solution de nitrate au 5° dessèche ces productions épidermiques qui, quelques jours après, sont très faciles à détacher dans le bain. Si on a la précaution de renouveler ces instillations, on ne guérit pas l'affetion, mais on en prévient les inconvénients, et le procédé, toujours utile en cas de psoriasis sous-unguéal, le serait bien souvent dans les cas d'onichogriphose.

L'application répétée du crayon a passé pour guérir les verrues : elle ne les guérit pas mieux qu'elle ne guérit les cors aux pieds, mais si on touche au crayon, verrues, cors et surtout durillons, les couches superficielles se transforment en une escharre épidermique superficielle qui bientôt se détachera des couches plus profondes et se laissera enlever facilement dans le prochain bain. Le procédé n'a pas les inconvénients possibles de celui du grattoir et est, à coup sûr, supérieur à celui de la pierre ponce. Quand nous traiterons du savon de potasse ou de la lessive de soude, nous montrerons la nécessité de leur emploi pour permettre aux topiques d'agir sur les hyperkératoses palmaires ou plantaires; un badigeonnage avec une solution de nitrate d'argent au 5ᵉ a une action plus lente, mais équivalente.

Nous avons indiqué, en traitant de la médication antiparasitaire, ce que nous pensons de l'emploi du nitrate d'argent contre les pyococcies.

Notre excellent confrère Caillau, chef du laboratoire d'histologie du service Hudelo, a bien voulu, sur notre demande, regarder ce que donnait le badigeonnage de nitrate d'argent. Voici la note qu'il nous transmet, note dont nous lui sommes et lui resterons très reconnaissants :

« Sur les indications de M. Veyrières, nous avons essayé d'étudier la pénétration du nitrate d'argent dans la peau.

« Après avoir débarrassé de son enduit le tégument en le frictionnant à l'éther, nous l'avons badigeonné avec la solution du nitrate d'argent au 10ᵉ; nous avons laissé sécher et recouvert d'un pansement sec. Deux jours plus tard, une biopsie a été pratiquée et a montré les détails suivants : le nitrate d'argent a pénétré sur toute l'étendue de la coupe, avec prédominance sensible au niveau des infundibula pilaires et des canaux sudoripares : il a formé des dépôts épais au niveau de l'infundibulum, et on le rencontre sur toute l'étendue du canal sébacé à peu près jusqu'à l'émergence de la glande. Il s'est infiltré abondamment entre les strates de la couche cornée. Dans le corps muqueux de Malpighi, il suit les contours cellulaires des cellules filamenteuses et dessine admirablement les filaments d'union formant une sorte de nappe réticulée, comme s'il suivait le système de la lymphe tel que le décrit Audrain.

« Dans le derme, il est beaucoup moins abondant et se localise en certaines zones : il forme des traînées qui suivent les conduits sébacés ou sudoripares et les vaisseaux. Il se dépose en amas au niveau des crêtes papillaires et, en suivant les vaisseaux des papilles, on le rencontre sous forme de traînées très grêles et très espacées jusque dans le derme moyen. A ce niveau, on perd la trace du nitrate d'argent le long des vaisseaux, mais on le rencontre encore sous l'aspect de très petits amas poussiéreux entre les faisceaux conjonctifs, répartis surtout, non à l'intérieur, mais au voisinage immédiat de cellules conjonctives qui ressemblent à des chromatophores.

« Dans la région profonde du derme, on rencontre de petits amas du sel d'argent, peu abondants, mais constants, essaimés au niveau des glomérules sudoripares dans l'intérieur de la glande sébacée, entre les cellules sébacées et au niveau de la papille du poil.

« En somme, le nitrate d'argent pénètre dans le tégument jusqu'à l'hypoderme. Cette pénétration assez discrète le répartit cependant assez uniformément dans le derme, et le sel se localise là où il prédomine dans les imprégnations à l'argent pour la recherche du tréponème. »

XVIII. — PETROLE ET HUILE DE GABIAN

Le pétrole lampant, la vulgaire huile de pétrole de l'éclairage économique, est un excellent insecticide, le plus parfait des insecticides peut-être, puisqu'il détruit également tous les insectes.

Cette qualité lui est reconnue par tous et est connue depuis longtemps, puisque en 1865 Sauné, médecin à Saint-Mézard, guérissait en l'employant une gale qui avait résisté au traitement soufré ; et en 1871 on l'employait dans le même but sans constater d'irritation. Hébra, lui aussi, l'a recommandé pour le traitement de la gale.

Il est employé couramment pour la destruction des insectes parasites des animaux, y compris les sarcoptes ; contre la gale humaine, il l'est aujourd'hui trop rarement. Il se vend chez l'épicier ; avec lui on ne peut pas faire de formules savamment variées, bonne raison pour qu'il ait des chances de rester un remède populaire.

Des objections sont faites à son emploi : son odeur, les irritations cutanées que son application amènerait, son inflammabilité.

L'inconvénient de son odeur est indiscutable, nous reconnaissons même qu'elle persiste aussi longtemps que dure l'application, mais elle n'est pas plus désagréable et est moins pénétrante que celle des sulfures dont on préconise à nouveau l'emploi dans le traitement de la gale. On peut, d'ailleurs, masquer son odeur par addition d'huile essentielle, qu'il dissout très bien, ou par de la coumarine.

Les irritations cutanées que peuvent produire les applications de pétrole sont, à coup sûr, rares : nous n'en avons pas vu, mais nous ne nous croyons pas autorisé pour cela à les nier. Nous n'en avons pas vu, mais, pour les applications de pétrole comme pour les autres applications destinées à détruire l'acare, nous n'avons jamais fait que des applications relativement courtes et toujours suivies d'un bain ; nous n'avons jamais laissé pendant des jours nos malades dans du linge imbibé de pétrole. Qu'il y ait des susceptibilités cutanées spéciales pour le pétrole, c'est possible ; mais, si on croit ces cas fréquents, n'éviterait-on pas cet inconvénient en ajoutant au pétrole une certaine proportion d'huile végétale ? L'action insecticide serait sans doute encore suffisante, et on ne ferait que ce qu'on fait quand une peau n'accepte pas une huile de cade pure.

Le danger d'inflammabilité ? Nous sommes étonné qu'on y ait songé et nous ne croyons pas qu'on ait jamais publié une observation le montrant vrai. Les enfants apprennent dans leur manuel qu'une allumette enflammée s'éteint quand on la trempe dans de l'huile de pétrole, et que cette huile de pétrole est formée de produits que l'on retire du pétrole brut quand la température de distillation atteint 120°.

Nous avons imbibé de pétrole un chiffon et, le prenant entre les mords d'une pincette, nous l'avons approché à environ trois centimètres de la flamme d'un fourneau de cuisine à gaz flambant bien ;

notre chiffon s'est enflammé au bout de peu de minutes ; mais un beefsteack placé à la même distance aurait très bien grillé, et aucun vivant, sauf un lépreux anesthésique, n'aurait supporté cette température, si peu de temps fût-ce.

Nous avons répété l'expérience en enveloppant d'un autre chiffon imbibé de pétrole le réservoir d'un thermomètre ; au moment où notre chiffon s'est enflammé le thermomètre marquait 97°.

La chose vraie, mais qui ne peut vraiment entrer en ligne de compte, c'est que si un malade dont les linges seraient imbibés de pétrole tombait dans un brasier, ces linges feraient fonction de la mèche de la lampe et ne permettraient guère l'extinction de l'incendie.

Ce que nous avons, nous, reproché au pétrole, c'était son manque de viscosité, qui obligeait à en imprégner le linge du malade : on n'était guère arrivé à faire une pommade au pétrole. Il semble bien que cet inconvénient et les risques d'inflammabilité soient supprimés si, comme nous le proposons, on substitue l'huile de Gabian au pétrole lampant.

L'huile de Gabian est, théoriquement, un pétrole brut extrait des sources de pétrole de Gabian, dans l'Hérault. C'est vainement que nous avons essayé de recueillir une documentation précise sur ce produit, en nous adressant à l'Université de Montpellier, aux autorités civiles et aux confrères des localités voisines.

Aussi bien l'intérêt n'en serait-il qu'historique. Utilisée dans la première moitié du XIXe siècle contre les affections des voies respiratoires, elle a donné récemment des résultats intéressants dans le traitement des rhumatismes.

L'huile de Gabian, telle qu'elle est actuellement délivrée par le commerce de la droguerie, n'a nullement une origine française. L'analyse que nous avons faite de plusieurs échantillons nous a montré qu'elle était d'origine américaine. Sous pression normale, elle distille pour 5 % au-dessous de 220°, pour 55 % de 220 à 280° et pour 25 % de 280 à 320°. Le résidu (soit 15 %) est fluide : elle ne contient donc pas de paraffine. La prise de l'indice d'iode de la totalité du liquide, qui est de 8,89, montre qu'il s'agit presque exclusivement de carbures saturés, et la température du fractionnement, que ces carbures sont en C^{14}, C^{15}, C^{16}. Mais, ce qui nous intéresse particulièrement, c'est qu'elle est privée non seulement des carbures les plus volatils qui constituent l'éther et l'essence de pétrole, mais encore des éléments les plus inflammables des pétroles lampants, qui commencent à distiller à 120°.

Sa viscosité la rend d'ailleurs beaucoup plus apte que le pétrole à la préparation de pommades dont nous proposons une formule à 60 %. Inutile d'ajouter qu'avec une semblable préparation le risque d'inflammation est nul. Il faut que cette pommade soit introduite dans une flamme pour brûler, difficilement d'ailleurs, avec des fumées très denses et très charbonneuses.

Cérat à l'huile de Gabian

```
Lanoline  ..............................   2
Cire (jaune ou blanche)..............   8
Huile de Gabian.....................  15
```

PRÉPARATIONS MERCURIELLES

Nos anciens, peut-être parce que leur matière médicale dermatologique était fort peu variée, employaient souvent des préparations mercurielles, même dans le traitement des eczémas. Aujourd'hui, on n'emploie comme sel soluble que le bichlorure ou sublimé en solution au 1/4000° ou au maximum au 1/2000° pour la destruction des poux (1). On n'emploie plus le mélange liquide de divers sels mercuriques dit nitrate acide : comme caustique, il semblait bien avoir quelques indications spéciales, mais son application était horriblement douloureuse. Le mercure, éteint dans l'axonge, constitue l'onguent napolitain quand la préparation est à parties égales; l'onguent gris, quand elle ne renferme qu'un quart de mercure. Cette dernière préparation est employée pour la destruction des poux. La friction d'onguent napolitain, destinée à produire l'absorption du mercure dans le traitement de la syphilis, n'est pas une application dermatologique, mais la dermatologie a le droit de s'occuper d'elle à cause des érythèmes et de l'hydrargyrie générale qu'elle occasionne parfois.

Comme sels insolubles, on utilise : le protochlorure, surtout sous la forme de précipité blanc qui contient souvent des traces de sels mercuriques

---

(1) Et rarement l'oxycyanure.

solubles, les sulfures, vermillon et cinabre, qui entrent dans la formule de l'emplâtre rouge de Vidal, l'oxyde mercurique rouge obtenu par voie sèche et l'oxyde jaune obtenu en précipitant par la potasse une solution de sublimé. Il est nécessaire de prescrire l'oxyde jaune de mercure sous le nom d'oxyde jaune de mercure, et non pas sous celui de précipité jaune, qui désigne aussi le turbith minéral ou sulfate mercurique basique. On n'oubliera pas non plus qu'il existe un turbith végétal, purgatif drastique, et un turbith nitreux (azotate mercureux basique).

Personnellement, nous avons conservé un certain faible pour la préparation dite « onguent citrin », qu'on obtient en faisant agir 80 grammes d'acide azotique sur 40 grammes de mercure et ajoutant 400 grammes d'axonge et 400 grammes d'huile d'olive. Chimiquement, cette préparation est une sorte de savon mercuriel de composition très complexe, puisqu'on a pu y déceler du turbith nitreux, de l'acide azotique libre, des produits nitreux à côté des combinaisons mercurielles d'acide gras. Elle a pour inconvénient une action parfois trop énergique et s'altère facilement en surface. On peut, d'ailleurs, y ajouter son poids ou le double de son poids de lanoline, ce qui constitue une belle préparation, très commode à employer.

Mais l'onguent citrin a un inconvénient qu'il faut connaître : son usage n'est à conseiller qu'avec une dentition en excellent état, encore est-il sage d'en surveiller l'emploi.

Quelles sont les dermatoses qui réclament plus spécialement les préparations mercurielles ? Dans l'acné banal, une pommade au calomel ou au précipité blanc sera à coup sûr supportée, mais son

action ne vaudra pas celle d'une préparation soufrée, et il est bien rare qu'une peau assez séborrhéique pour faire de l'acné ne tolère pas le soufre.

Dans la variété dite acné chronique de la nuque,
qui n'est en général qu'une folliculite à répétitions
entretenue par le frottement du col, une préparation mercurielle fera bien mieux que ne ferait une
préparation soufrée ; et, dans ce cas, nous nous
adresserions de préférence à l'onguent citrin
dédoublé. Nous essaierions d'ailleurs volontiers la
même préparation dans l'acné chéloïdienne vraie.
Et nous avons indiqué, à propos de la médication
antiparasitaire, que les préparations mercurielles
sont les applications qui réussissent le mieux contre
cette affection si récidivante qu'on appelle acné
nécrotique, acné atrophique, impétigo rodens, etc.

Pommade à l'oxyde rouge ou à l'oxyde jaune
sont les topiques classiques à employer en cas de
folliculites récidivantes des bords libres des paupières ou de l'entrée des narines, mais leur emploi,
pour réussir, demande certaines précautions. Pour
les paupières, on imprègne un tampon de coton
gros comme un grain de blé monté sur tige, et avec
ce tampon on frictionne doucement, toujours de
dedans en dehors ; cette friction faite, on enlève
l'excédent de pommade avec un tampon sec, monté
lui aussi sur tige, et en promenant le second tampon dans le même sens que le premier.

Pour la folliculite de l'entrée des narines, il faut
d'abord épiler aussi à fond qu'on le peut ; puis, pour
que la pommade tienne en place, on en enduit un
bourdonnet de coton gros comme un haricot, qu'on
introduit en le tassant un peu dans la fosse nari-
naire. Bien appliqué, ce tampon ne gêne en rien la
respiration. Mais les indications les plus nettes sont

dans le cas d'épidermite chronique à streptocoques ou de parakératoses torpides.

On a conseillé les préparations mercurielles et on continue à les employer de temps en temps contre le psoriasis ; nous n'avons jamais vu de bien brillants résultats au niveau des plaques du tronc ou des membres, mais nous avons vu très souvent les mercuriaux faire très bien au cuir chevelu, si souvent bien que c'était par eux, l'onguent citrin de préférence, que nous traitions presque tous nos psoriasis de cette région.

Baumé, en 1797, l'indique comme le meilleur traitement de la gale ; il est souvent employé par la médecine populaire pour le traitement des tricophyties des parties glabres. Ne pourrait-on pas essayer d'une pommade au biodure pour le traitement du kérion ? Le traitement serait pénible, nous le savons ; il amènerait l'inflammation de bien des follicules, mais ces folliculites, en se vidant, n'entraîneraient-elles pas rapidement le champignon ? Du reste, nous n'inventons rien ; la pommade au biodure était employée dans le traitement du sycosis.

ACIDE CHROMIQUE

L'acide chromique ne supporte pas les mélanges ; son addition à certaines substances organiques pourrait même produire une explosion.

Très déliquescent, on peut l'employer seulement dissous par la quantité d'eau qu'il a absorbée, ou dissous dans une quantité plus considérable ; sa solution au 10e est déjà très active. On peut l'employer suivant deux méthodes différentes : badigeonnage avec une solution forte, et lavage presque immédiat avec de l'eau bicarbonatée pour saturer et éliminer l'acide en excès ; ou employer une solution plus faible, au 10ᵉ par exemple, et laisser en place.

Nous avons un faible pour la manière forte suivie de lavage.

On a voulu, un jour, 'en faire la panacée de l'eczéma : c'était au moins exagéré ; mais son application sur une eczématisation localisée peut bien, en certain cas, être très utile. Nous employerions alors une solution à 1/40ᵉ ou à 1/20ᵉ. L'application d'acide chromique précipite les albumines autant que le nitrate d'argent et tarit les sécrétions aussi bien que celle d'acide picrique. C'est un des oxydants les plus énergiques que nous possédions ; peut-être est-ce là la raison de son action parasiticide, si nette surtout contre les folliculites disséminées du tronc et des membres. A la suite de son emploi, nous avons vu un jour quelques lésions tout à fait du type Pigeonneau, juste de quoi nous montrer que, s'il n'était pas le seul à en faire, il était du moins de ceux qui pourraient en faire.

Les dentistes l'ont beaucoup employé pour la désinfection du rebord alvéolaire dans la maladie tartrique : ce sont eux qui nous ont appris le badigeonnage énergique suivi d'un lavage immédiat. Leur pratique, acceptée par la dermatologie, aurait évité bien des stomatites mercurielles. L'emploi de l'acide chromique n'empêcherait pas, à coup sûr, le dépôt de bismuth au collet des dents, mais il empêcherait peut-être les infections surajoutées.

ACIDE PICRIQUE

Conseillé primitivement contre les brûlures, on a été tout naturellement amené à essayer l'acide picrique dans le traitement des eczémas. Les bons résultats n'ont pas été rares, mais il y a eu, en certains cas, des irritations locales violentes, et, parfois même, des accidents généraux dus à l'absorption de l'acide picrique. Ces accidents avaient été signalés après l'incendie du Bazar de la Charité : ils viennent de l'être à nouveau.

Mais si, chez les enfants, ces accidents sont peut-être toujours à craindre, il est certain que chez l'adulte ils ne se sont produits qu'après l'application de l'acide picrique en poudre, ou après pansement humide maintenu en place assez longtemps; et ce n'est plus là la technique primitivement conseillée, et qui est celle à laquelle on doit se tenir : badigeonnage rapide avec un tampon de coton imbibé d'une solution à 12 %, laisser sécher et recouvrir d'une mousseline sèche; ce badigeonnage tarit les sécrétions, précipite les albumines, durcit les tissus.

Ce pansement n'est pas indiqué pour toutes les eczématisations, mais il nous semble l'être pour des eczémas très suintants, et spécialement en certaines régions, telles le pli crural, le scrotum, etc.

Nous ne croyons pas, nous le répétons, que le badigeonnage d'une surface limitée puisse avoir des inconvénients, et nous ferons remarquer que, comme l'action de l'acide chromique, celle de l'acide picrique étant immédiate, on pourrait, par excès de prudence et toujours comme pour l'acide chromique, le badigeonnage une fois séché, enlever avec un tampon mouillé l'excès d'acide qui pourrait rester.

Ajoutons que cette dénomination d'acide attribuée à l'acide picrique pourrait donner une idée erronée de sa nature chimique. L'acide picrique est en réalité un nitrophénol.

SELS DE PLOMB

La crainte des accidents saturnins nous a empêchés de les employer. Il faut pourtant donner un souvenir au sous-acétate de plomb, qui, soit en solution, soit sous la forme de cérat de Goulard, avait une action siccative et astringente manifeste. La feuille de plomb appliquée sur un ulcère de jambe agissait-elle autrement que comme un moyen compressif ? Pourquoi pas ?

GALLATE DE FER

C'est des résultats obtenus dans le traitement des brûlures qu'on est parti pour arriver au traitement des eczémas par les applications d'acide picrique. C'est du traitement traditionnel des brûlures par les applications d'encre, du temps où l'encre était du gallate de fer, que nous est venue l'idée de traiter les eczémas, encore à la période d'acuité, en tout cas encore très suitants, en faisant deux badigeonnages successifs avec les préparations suivantes :

```
1° Sulfate de fer............  10 gr.
   Eau distillée.............  60
   Acide sulfurique..........   2 gouttes
2° Noix de galle............. 100 gr.
   Eau ..................... 200
```

Faire bouillir jusqu'à réduction à moitié du volume, filtrer, ajouter 0 gr. 25 d'acide salycilique pour prévenir le développement des moisissures qui envahissent si facilement cette décoction.

L'application de la solution de sulfate de fer est un peu désagréable; aussitôt celle de la décoction de noix de galle faite, toute la surface devient d'un beau noir et s'assèche considérablement. Nous n'avons pas assez d'observations, elles n'ont pas eu une durée assez longue pour nous apprendre jusqu'à quel point la méthode est utile. Notre impression est qu'elle n'est jamais irritante et que toujours elle dessèche la surface traitée. Nous la verrions très bien indiquée contre des eczémas très irritables du visage chez les enfants.

Nous avons eu deux résultats complets et rapides sur des eczémas du dos et des mains, dont nous accusions l'action de la lumière solaire. Nos bons résultats étaient-ils dus à ce que la lumière n'agit pas sur une peau noircie comme elle le fait sur une peau normale ? Il paraît courant chez les alpinistes de se couvrir la figure de noir de fumée pour éviter les érythèmes solaires. Et les explorateurs du mont Everest nous ont appris que la pratique était courante chez les Thibétaines. — Unna préconisait les bains d'encre : mais à quelle dilution ! 2 grammes de sulfate de fer et 3 grammes de tannin par bain.

CHRYSAROBINE ET ACIDE CHRYSOPHANIQUE

La chrysarobine est extraite de la poudre de Goa, poudre qui se trouve dans les fentes de l'Andira araroba, arbre du Brésil de la famille des légumineuses. C'est un dérivé anthraquinonique, très voisin de ceux que l'on trouve dans les rhizomes de rhubarbe, dans les racines de patience, ainsi que dans les feuilles et follicules de séné.

Un certain nombre de médecins continuent à l'employer : la plupart la remplacent par l'acide chrysophanique, qui a été introduit dans la pratique, du moins en France, par Besnier.

La chrysarobine est soluble dans les solutions alcalines : les oxydants et l'oxygène de l'air la transforment en acide chrysophanique. L'acide chrysophanique, insoluble dans l'eau, se dissout dans les alcalis et dans le chloroforme.

Ces deux substances ont les mêmes applications et exposent aux mêmes dangers.

Localement, elles provoquent de l'irritation sans vésiculation; la surface, siège de cette irritation, est d'une rougeur bien spéciale et s'entoure presque toujours d'un halo plus rouge ou, au contraire, parfois blanchâtre; il peut survenir une conjonctivite violente ; on en a accusé le transport de l'acide chrysophanique par les doigts, il est plus probable que c'est un des nombreux accidents de l'absorption qui peuvent être : violente irritation intestinale, destruction globulaire laissant à sa suite une anémie persistante, ou au moins érythèmes, et érythèmes assez étendus, assez intenses, assez persistants, pour simuler la dermatite exfoliatrice.

On a voulu faire de l'acide chrysophanique le traitement obligatoire de la plaque de psoriasis; il est certain que, sous son action, une plaque de psoriasis blanchit rapidement, mais bien certain aussi que la récidive se fait plus vite qu'avec le traitement par l'huile de cade; qu'elle se fait souvent par le centre de la plaque, ce qu'on ne voit guère après le traitement par l'huile de cade, et très souvent la récidive se fait sous la forme d'un psoriasis qui sera plus résistant que celui qu'on vient de traiter.

Il y a des années que nous n'employons plus l'acide chrysophanique que comme un adjuvant, comme une façon de mordant. Quand une plaque ne nous semble pas, ou nous semble ne plus réagir suffisamment à la préparation cadique, nous ajoutons à cètte préparation, mais pour peu de jours seulement, un douzième d'acide chrysophanique, et nous surveillons de près: pour peu qu'en bordure de la plaque apparaisse le moindre halo ou érythémateux ou blanchâtre, nous cessons immédiatement son emploi.

L'acide chrysophanique, pour qu'on puisse plus facilement limiter son action, s'emploie très souvent sous forme de traumaticine, dissolution d'une partie de gutta-percha et d'une partie d'acide chrysophanique dans dix de chloroforme. D'autres fois, et le résultat est le même, on badigeonne la surface avec une solution d'acide chrysophanique dans le chloroforme au 10e, et l'application sèche, on recouvre de collodion ou d'une solution de gutta dans le chloroforme, ou de caoutchouc dans le sulfure ou le tétrachlorure de carbone.

Toujours pour limiter facilement l'application, on emploie parfois un cosmétique en bâton, d'un centimètre environ de diamètre et qu'on appelle crayon à l'acide chrysophanique ou crayon à la chrysarobine.

On emploie des pommades au dixième en général, les gens courageux ont atteint la proportion de 25 %.

On a vu des formules de pommades contenant à

la fois acide chrysophanique et savon de potasse :
bien qu'il ne se produise aucune combinaison, ce
procédé peut déterminer des accidents 'd'absorption, puisque le savon alcalin solubilise l'acide
chrysophanique.

On a proposé son addition à des bains d'émulsion d'huile de cade, et deux importantes signatures
au moins ont avalisé ce procédé : on semble avoir
oublié que l'acide chrysophanique n'est pas soluble
dans l'eau, même additionnée d'une faible quantité
de savon, et que sa densité étant inférieure à celle
de l'eau, l'acide ne pouvait que flotter à la surface
de l'eau du bain. Et peut-être cette insolubilité
évite-t-elle les accidents d'une absorption rendue
plus facile par le ramollissement de la surface épidermique générale.

Dans les traités de thérapeutique classiques,
même récents, nous avons trouvé une seule fois
l'acide chrysophanique indiqué comme antiseptique. Ce n'est, à coup sûr, pas une raison pour
qu'il n'en soit pas un, et même important dans
certains cas. Nous croyons trop à la spécificité de
certains antiseptiques contre des microbes déterminés pour ne pas admettre volontiers que l'acide
chrysophanique ait des indications parasiticides, et
même des indications très spéciales.

SAVON DE POTASSE ET LESSIVE DE SOUDE

Nous avons vu, à propos du soufre, combien, avec
les anciens savons de potasse, on obtenait facilement l'exfoliation du visage; ces mêmes savons,
employés avec ou sans mélange, étaient conseillés
alors qu'on n'avait encore guère de meilleur moyen
contre le lupus érythémateux. Leur indication prin-

cipale reste le ramollissement des productions épidermiques d'une épaisseur exagérée, comme on en voit dans les hyperkératoses palmaires et plantaires congénitales ou acquises. On étend une couche de savon sur une toile découpée de la grandeur de la partie à traiter, on met en place et on fixe par un pansement approprié. Il est difficile de prévoir d'avance la durée de l'application; longue en général, elle devra varier avec l'état des parties à traiter et surtout, ce que l'on ne connaît jamais, avec l'alcalinité libre du savon.

Personnellement, dans ces cas, nous remplaçons le savon par la lessive de soude ou lessive des savonniers, qui renferme 33 % de soude caustique et marque 1,33 au densimètre.

Pour l'application, on en imbibe un tampon de coton un peu serré, avec lequel on badigeonne la surface à traiter, à plusieurs reprises si c'est nécessaire, pour avoir le résultat cherché; et on juge du résultat en promenant de temps en temps la pulpe du doigt sur la surface traitée : la sensation doit être un peu celle que l'on aurait au contact d'une surface grasse ; cette surveillance, par le toucher, est nécessaire en cas d'hyperkératoses considérables; dans les autres cas, on est prévenu que l'action est suffisante par la sensation de cuisson qu'accuse le malade : à ce moment, on rince à grande eau ou mieux avec de l'eau acidulée; en faisant le rinçage dès que la cuisson se manifeste un peu vive, on est certain de ne pas aller au delà du nécessaire.

Avec la lessive de soude, on a l'action du médicament sous les yeux, et en quelques minutes on obtient ce que l'on n'obtiendrait qu'après des heures d'application de savon mou de potasse.

C'est avec les badigeonnages à la lessive de soude que nous décapions les placards de nos psoriasis inveterata; et, en général, une seule application suffisait pour préparer l'application du traitement véritable. Nous n'avons jamais osé essayer le traitement viennois de l'eczéma par les applications de savons de potasse ou les badigeonnages aux lessives de soude ou de potasse.

Nous avons dit qu'avec les instillations de nitrate on transformait en une sorte d'escharre sèche, se détachant facilement, les amas épidermiques sous-ungueaux : avec l'instillation de quelques gouttes de lessive de soude, toujours suivie d'un rinçage à la première cuisson, on ne les dessèche pas, on n'amène pas leur élimination naturelle, mais on les ramollit de manière à ce que leur enlèvement immédiat en soit très facilité.

ACIDE SALICYLIQUE

L'application de l'acide salicylique à la dermatologie date, en France, de l'invasion allemande de 1870 qui, pour se faire pardonner le reste, apportait — conquêtes véritables, celles-là — l'ichthyol et surtout la lanoline.

L'acide salicylique se présente sous la forme d'une poudre blanche légère, formée de fines aiguilles brillantes. Au point de vue de sa solubilité, les traités classiques de pharmacologie indiquent, à propos de la glycérine, les valeurs suivantes : 1 p. 6, 1 p. 50, 1 %. Ces divergences incompréhensibles nous ont engagé à déterminer cette solubilité : elles est voisine de 1 p. 30e si l'on veut avoir une solution qui ne cristallise pas par léger abaissement de température.

Nous avons recherché en même temps la solubilité dans les huiles. Pour l'huile liquide de cheval, il faut 35 grammes d'huile pour dissoudre 1 gramme d'acide salicylique : même solubilité dans l'huile d'olive. En somme, pratiquement, on peut dire que 100 grammes de glycérine ou 100 grammes d'huile dissolvent 3 grammes d'acide salicylique aux températures voisines de 15°.

Pour les autres solvants, il n'y a pas désaccord entre les auteurs. Dans l'alcool à 90°, l'éther, le chloroforme, la benzine, sa solubilité est d'environ 40 % ; dans l'eau froide, 1 p. 500 ; dans l'eau bouillante, 1 p. 50. Cette solubilité dans l'eau s'élève à 8 gr. 75 par litre si l'eau est additionnée de borate de soude. Soluble à chaud dans les graisses, l'acide salicylique se précipite par refroidissement quand on dépasse la dose de 3 %.

Avant d'être employé en dermatologie comme kératolytique, l'acide salicylique était employé comme antizymatique, comme antiseptique. Cette action, surtout avec des solutions légèrement acides, paraissait bien nette vis-à-vis de certains ferments figurés, de certaines moisissures, mais on ne l'aurait jamais constatée sur des organismes intéressant la dermatologie ; peut-être faudrait-il revenir sur l'absolu de cette condamnation, maintenant que l'on commence à mieux connaître l'importance des levures. Actuellement, on ne l'emploie guère que comme kératolytique, et il semble bien qu'on ne voit pas assez qu'il est kératolytique à mode d'action tout à fait spécial.

Acides, surtout un peu forts, alcalis, agissent sur les épidermes en les dissolvant ; l'acide salicylique est employé en général à un degré de concentration trop faible pour qu'il puisse agir suivant ce mode ; et, même en solutions très concentrées, l'action est différente. Si on traite un cor par une solution au 1/10ᵉ dans le chloroforme ou l'éther, la production épidermique n'est pas ramollie comme elle le serait par un alcali ; elle est plutôt desséchée et se détache en bloc. L'alcali agit en dissociant, en ramollissant les produits épidermiques ; l'acide salicylique a bien l'air d'agir surtout sur le fonctionnement de la cellule.

Il en découle que, si on veut débarrasser rapidement une surface de l'hyperkératose qui la recouvre et empêche l'action des topiques indiqués, hyperkératose palmaire ou plantaire acquises ou de la série congénitale, plaques de psoriasis inveterata, etc., on devra s'adresser à la lessive de soude employée suivant la méthode que nous avons indiquée ailleurs, mais en sachant d'avance que l'action de l'alcali n'est jamais que passagère et pas du tout modificatrice de fond.

Que si on rêve au contraire d'agir contre la disposition qu'a une région du tégument à faire de la production épidermique exagérée, ce sera à l'acide salicylique qu'il faudra s'adresser et sans rechercher une action trop rapide. Mais il ne faudra pas oublier que notre médicament exerce sur la peau une action irritante particulière qui peut aller de la simple destruction de la couche cornée à la mortification du derme lui-même, comme on l'a vu trop souvent à la suite de l'emploi du collodion salicylé.

On n'a pas le droit de mettre l'acide salicylique parmi les véritables médicaments de la plaque de psoriasis. Mais il est indiqué de l'essayer dans la variété inveterata au moins jusqu'au moment où la plaque aurait perdu son allure inveterata. Ce que nous ne comprenons pas, c'est qu'on l'introduise dans des formules si compliquées, qu'on ne peut pas, certes, y suivre les résultats qu'il y donne, sans compter que l'acide salicylique est une substance dont les incompatibilités sont doubles. L'acide salicylique est un phénol ; en outre, il se comporte chimiquement comme un acide fort ; cette dualité suffirait à expliquer pourquoi son action sur les tissus est absolument différente de celle qu'exercent les alcalis et les acides qui ne sont que des acides, et, au point de vue des incompatibilités médicamenteuses, on n'oubliera pas qu'il ne peut être associé, sans les décomposer et sans se salifier lui-même aux savons, aux emplâtres. Et on trouve pourtant, comme formule classique, celle de l'emplâtre salicylique.

Acide salicylique...................... }	
Emplâtre de savon.................. }	2
Emplâtre diachylon..................	4

Avec pareille formule, on n'aura certes pas à redouter les dangers qui pourraient résulter de l'emploi d'une préparation d'acide salicylique au quart.

On devra donc absolument supprimer de son formulaire les prescriptions suivantes, pourtant classiques :

Lotion contre les comédons

Savon noir...........................	40
Alcoolat de lavande.................	10
Alcool à 90°.........................	80
Acide salicylique....................	1

Pommade contre l'acné

Résorcine	2
Acide salicylique....................	3
Soufre précipité.....................	6
Savon noir...........................	60

Pommade contre le pityriasis versicolor

Résorcine	1
Acide salicylique.....................	2
Savon noir...........................	60

dans lesquelles tout l'acide salycilique est évidemment à l'état de salicylate de potasse.

Et les formules comme :

Acide salicylique..................	7,50
Savon noir.......................	7,50
Lanoline	60

dans laquelle, au contraire, il reste de l'acide salicylique, mais qui rapidement ne contient plus de savon.

Comment prescrire l'acide salicylique ? Peut-être pourrait-on tâter du pansement humide avec la solution aqueuse qui, additionnée de borate de soude, pourrait être environ au 10e, ou d'une pommade dans laquelle cette solution serait absorbée par de la lanoline, procédé qui nous semble à recommander. Si on tient à la forme pommade ordinaire, il faudra au moins prescrire de la faire à chaud : par refroidissement, l'acide salicylique se précipitera sous une forme encore plus ténue que si la pommade avait été préparée à froid.

RESORCINE

La résorcine, très soluble dans l'eau, soluble dans l'alcool et l'éther, est un diphénol moins toxique que l'acide phénique.

Son application est assez douloureuse, ce qui a fait très vite rejeter son emploi par les rhinologistes.

En dermatologie, elle est employée couramment en solution et surtout en pommade au 10ᵉ par tous ceux qui recherchent l'action des réducteurs et l'occasion de varier les formules. Nous ne l'avons essayée que dans les mélanges destinés à obtenir l'exfoliation du visage et nous y avons bien vite renoncé. Le simple mélange à parties égales de soufre et de savon mou de potasse nous donnait toujours autrefois, sans la moindre douleur, une exfoliation rapide et parfaite : l'addition de résorcine était toujours douloureuse et produisait une escharre d'aspect beaucoup plus désagréable.

ACIDE PYROGALLIQUE

L'acide pyrogallique ou pyrogallol est un triphénol soluble dans deux fois et demie son poids d'eau, moins soluble dans l'alcool et l'éther. Exposée à l'air, sa solution brunit peu à peu ; en présence des alcalis, le pyrogallol absorbe l'oxygène avec une très grande rapidité et noircit immédiatement.

En pommade au 30ᵉ, il a eu son moment de vogue dans le traitement du psoriasis, et il faut reconnaître qu'il en blanchissait la plaque au moins aussi vite que l'acide chrysophanique ; on l'a introduit parfois dans des formules très compliquées de pommades contre les eczémas chroniques ou les vieilles plaques de parakératoses.

Mais il est encore plus dangereux que l'acide chrysophanique, puisque l'absorption d'un gramme peut causer la mort ; à dose bien moindre, il amène encore des altérations importantes des globules rouges ; il lèse le rein qui émet des urines foncées hémoglobinuriques, méthémoglobinuriques. On n'a jamais osé employer le pyrogallol sans regarder chaque jour la coloration des urines : il vaut mieux voir un client conserver un peu plus longtemps sa plaque de psoriasis que de l'exposer à pareil danger.

ACIDE PHENIQUE

L'acide phénique est entièrement déchu de son ancienne réputation : en n'en badigeonne même plus les lupus érythémateux ; il n'est plus employé en pommades ou en solutions à 2 % que comme antiprurigineux.

Nous ne connaissons en France, comme insectes pouvant nécessiter l'intervention des dermatologistes, que les puces, les punaises, les argas, le dermanyssus gallinæ, le tyroglissus farinæ, qui ne sont que des parasites temporaires, puisqu'ils ne se fixent pas sur nos tissus et nous quittent, leur repas une fois pris ; le rouget, la tique ou ixode, les larves de brachycères et d'hypoderma, qui font la larva migrans ; les acares du chien, du chat, du cheval, du mouton, qui ne sont encore que des hôtes accidentels et si faciles à chasser qu'on peut les dire passagers ; les poux et les sarcoptes de la gale, qui, eux, sont des hôtes spéciaux de l'espèce humaine et des hôtes assez tenaces.

Les insecticides sont presque tous des remèdes spécifiques ; à insectes donnés correspondent des traitements différents. Aussi, au lieu de passer successivement en revue les diverses substances insecticides, les étudierons-nous plutôt à propos de chacun des insectes.

Débarrassons-nous d'abord des hôtes les moins tenaces. Nous n'avons, en France, qu'un petit nombre des cinq cents espèces de puces de la collection Rothschild, mais nous y sommes exposés à la morsure d'une douzaine de variétés différentes, et c'est déjà quelque chose. La pulex irritans semble être celle qui s'attaque le plus souvent à l'homme ; c'est elle qui, par sa piqûre, produit, plus que les autres, la petite ecchymose avec zone de vaso-dilatation qui nous évite parfois des hésitations de diagnostic. La puce des oiseaux fait la piqûre la plus douloureuse ; la puce du chien pique l'homme volontiers, quoique l'on prétende parfois le contraire ; tout autant celle du rat ; moins, mais parfois pourtant, celle du hérisson, de l'écureuil, de l'hirondelle ; celle du lapin ne pique pas l'homme ; toujours songer que la puce peut être un vecteur dangereux : celle du rat, du bacille de la peste et peut-être de la suette miliaire ; celle du lapin, du trypanosoma cuniculi qui, du reste, n'est pas pathogène, même pour le lapin.

Parmi les punaises, trois variétés : la punaise commune ou punaise de lit, la punaise de l'hirondelle et celle des colombiers. Comme ces trois variétés d'insectes ne piquent que la nuit, punaise de colombier ou de nids d'hirondelles sont des ennemis bien peu à craindre.

La morsure de la punaise pourrait, croit-on, inoculer la tuberculose, le bouton d'Orient, la maladie de Chagas. En France, la possibilité d'inoculation de tuberculose nous intéresse seule : c'est déjà suffisant.

La piqûre de la punaise n'est pas centrée par le petit point hémorrhagique que présente la piqûre de puce ; elle s'accompagne, sur certain sujets, d'un érythème localisé assez important pour faire parfois hésiter le diagnostic, s'il n'y avait pas la localisation spéciale sur les parties plus facilement découvertes la nuit : bras, parties antérieures et supérieures du thorax, cou, visage.

Piqûres de puces ou de punaises nécessitent, tout

au plus, quelques lotions vinaigrées, acides ou aromatiques. Les prévenir serait plus important, mais c'est assez difficile ; les badigeonnages avec des solutions de sublimé, avec le pétrole, suffisent rarement à détruire les punaises et pas toujours le changement des papiers ou la fumigation à l'acide sulfureux ; on ne peut pourtant pas saupoudrer son lit de poudre de pyrèthre. Il est bien plus facile de se protéger contre les puces.

Les argas sont des acariens qui ressemblent vaguement aux punaises. Ils se rencontrent dans les poulaillers et dans les constructions en mauvais état. Insectes nocturnes, ils peuvent piquer l'homme mais ne se fixent pas à son tégument.

Les dermanyssus gallinæ sont, eux aussi, des noctambules : le jour ils se tiennent dans les nids d'oiseaux ou dans le guano et n'attaquent leurs ennemis que la nuit, les oiseaux de préférence.

Quand ils s'attaquent à l'homme, ils peuvent provoquer un très violent prurit et même de l'eczématisation.

Le tyroglissus farinæ se trouve parfois, avec son cousin le tyroglissus siro, sur les vieux fromages, mais il a pour habitat spécial les céréales originaires de certaines contrées. Les éruptions qui se produisent parfois sur les ouvriers maniant ces blés lui ont fait une petite notoriété.

Le pédiculoïde, parasite de la teigne du blé, en mérite une au moins égale : quand il abandonne la teigne du blé pour l'homme, il lui occasionne une éruption cutanée polymorphe, accompagnée de démangeaisons très vives.

La piqûre de tous ces insectes n'a d'importance que par les démangeaisons qu'elle provoque ; dans tous les cas, le traitement est le même : lotion vinaigrée, lotions acides, et, si on est à la campagne, où la nature a si souvent mis le remède à côté du mal, friction énergique avec une poignée de thym, de marjolaine ou autres labiées.

Le rouget est la larve de la variété de trombidium qui, à peu près seul, existe en France ; le leptus automnalis, trombidium pusillum, etc. Cet acarien est fréquent dans certaines prairies, dans les taillis, et plus particulièrement dans les planches de haricots. La larve, qui grimpe le long des jambes, se fixe surtout au niveau des liens qu'elle rencontre, à la base des poils, où on voit un petit point jaune rougeâtre, entouré d'une auréole rouge et violacée. La démangeaison est suffisamment violente pour amener un grattage féroce.

Une friction avec du pétrole, même étendu de deux ou trois fois son volume d'huile, donne toujours une guérison immédiate.

La tique ou ixode ricinus, communément pou de bois, y vit, mais se fixe sur tous les animaux qui passent à sa portée : mouton, chien, furet, sans faire exception pour l'homme. Une fois fixé, il ne se détache guère, et la femelle peut alors prendre peu à peu le volume d'une petite noix. Deux fois, à notre connaissance, une de ces femelles, bien nourrie, avait fait prononcer le mot de tumeur. Il ne faut jamais les couper, jamais surtout essayer de les arracher, si on ne veut pas voir ce qui en resterait agir à la façon d'un corps étranger septique. Il suffit de les toucher avec une goutte de benzine, ou mieux de pétrole ; parfois, elles se détachent immédiatement ; plus souvent, elles crèvent, se dessèchent et ne tardent pas à tomber.

On a appelé larva migrans une bien rare et bien curieuse dermatose qui se manifeste par une ligne rouge ou rosée de un à trois millièmes de largeur, zébrant de la manière la plus capricieuse la région qu'elle occupe, s'allongeant chaque jour sans bifurquer jamais ; pendant qu'elle s'étend par un bout, les premières traces du trajet s'atténuent. On en accuse une larve de brachycère ou une larve d'hypoderma bovis, ou de gastrophylus hémorroïdalis. L'affection est assez rare en France pour constituer une curiosité. Les divers traitements ne semblent guère avoir arrêté son évolution, qui dure environ deux mois ; notre amour du pétrole nous le ferait essayer, étendu de son volume d'huile, en pansement recouvert d'un imperméable.

Le sarcopte du cheval, un peu plus volumineux que celui de l'homme, se voit parfois chez ce dernier : jamais de sillon, croûtes abondantes ou aspect de pityriasis rubra, acares abondants. Cède au pétrole ou aux préparations soufrées.

La gale du chien, celle du chat, contractées par l'homme, guérissent encore plus facilement que celle du cheval, et celle du mouton tout aussi bien.

Nous arrivons maintenant aux insectes, parasites véritables de l'homme : les trois variétés de poux et son sarcopte.

POU DE TETE

Le pou de tête affectionne les chevelures longues et fournies, au milieu desquelles il lui est plus facile de trouver de commodes retraites et où accrocher ses œufs (lentes). Mais, si on voit des lentes aux sourcils, c'est bien que l'insecte circule parfois jusque-là. Plus commun chez les enfants, il n'est, hélas ! pas absolument rare chez leurs mamans. La présence des poux amène du grattage;

le grattage, excoriations et infections qui font les impétigos, et un impétigo un peu abondant et ancien peut être une cause, il faut toujours y songer, d'infection générale, se traduisant plus volontiers chez l'enfant par la broncho-pneumonie, et bien plus souvent par de l'adénite cervicale ou de la conjonctivite phlycténulaire.

Le meilleur traitement de la pédiculose du cuir chevelu, celui qu'il ne faut jamais hésiter à employer chez les garçons et qu'il faudra employer aussi souvent qu'on pourra obtenir de le faire pour les fillettes, c'est la tonte. Mais comme ce traitement n'est pas toujours accepté, il faut tuer les poux et les lentes ; tuer les lentes n'est guère facile ; les détacher des cheveux, auxquels elles sont solidement fixées, ne l'est guère non plus. Les anciens procédés, abandonnés, étaient : frictions répétées à l'alcool camphré, poudrage avec la poudre de cévadille ou de staphysaigre (les deux dites : graines de capucins). La poudre de pyrèthre, souvent citée pourtant, était certainement peu employée, du moins à la campagne, où pourtant on la connaissait, pour se protéger contre les punaises et les puces.

L'onguent gris, longtemps seul employé, a maintenant de jeunes concurrents ; mais on s'adresse à lui bien souvent encore. Insecticide général par le mercure, il serait insecticide spécial pour le pou, de par sa matière grasse au milieu de laquelle le pou ne pourrait pas vivre. Nous ne nous permettrons pas de discuter l'action des graisses sur la vie du pou, mais nous avons connu des chevelures abondamment graissées, au milieu desquelles les poux vivaient à l'aise.

Assez souvent aujourd'hui, on remplace les onctions à l'onguent gris par des lotions antiseptiques au sublimé à 1 pour 300 ou à 1 pour 500.

Il semble bien, qu'appliqués au cuir chevelu, onguent gris ou solution de sublimé ne présentent pas du tout les mêmes dangers que si on les applique au pubis. Malgré cela, comme leur action insecticide est très rapide, il est inutile de les laisser en place longtemps ; il vaut mieux, au bout de deux ou trois heures, faire un bon savonnage, que, pour complaire à ceux qui croient à l'action des graisses, on accompagnera d'une généreuse friction avec une pommade quelconque.

Mais, si onguent gris ou solution de sublimé détruisent instantanément tous les poux qui ont évolué, ils ont bien peu d'action sur les lentes, et une seule lente évoluant aurait bien vite repeuplé la chevelure : il faut que l'application soit quotidienne au moins pendant les six ou huit jours nécessaires à l'éclosion de la lente. Peut-être, avec cette pratique, pourrait-on éviter l'enlèvement des lentes. Mais comme leur présence, même lorsqu'elles seraient vides, serait désagréable, il faut avoir la patience de les détacher une à une au peigne fin ou en les tirant entre deux ongles, même si le ramollissement de la chitine par application de vinaigre chaud a rendu leur enlèvement plus facile. Le médicament actuellement préconisé est le xylol en pommade au 30ᵉ ou au 20ᵉ, avec lequel on n'a pas à craindre une stomatite, d'ailleurs problématique.

Nous avons suivi de très près une observation d'épouillage d'une chevelure par l'emploi du pétrole ; il nous a semblé qu'après deux ou trois applications les lentes étaient mortes ; quand on les écrasait avec l'ongle, on n'avait plus la sensation d'éclatement que donne la lente vivante ; de même qu'il nous a semblé qu'une friction au pétrole sur un chien tuait non seulement les insectes, mais aussi les œufs (1).

POU DU PUBIS

Le pou du pubis, vulgairement morpion, vit surtout au pubis ; mais, quand il est abondant, il essaime et on peut en trouver sur les poils des cuisses, de l'abdomen, aux creux axillaires et même à la barbe ou aux sourcils. Les lentes sont fixées à la base des poils, et c'est là aussi que se tient le plus souvent l'animal. Sa piqûre provoque des démangeaisons violentes qui, par le grattage, peuvent occasionner les infections se traduisant par éruption d'impetigo ou d'ecthyma. Sa piqûre produit, surtout au niveau des flancs, les fameuses taches ambrées.

Frictions à l'onguent gris, lotions au sublimé le détruisent à merveille, mais il faut toujours songer aux accidents graves que peuvent amener ses applications faites dans la région du pubis ; si on les fait pourtant, qu'elles soient toujours accompagnées d'un nettoyage complet au bout d'une heure.

Et vraiment le résultat serait aussi bon et on n'aurait rien à craindre du traitement en employant la pommade au xylol au 20ᵉ ou la friction avec le banal pétrole.

POU DE CORPS

Le pédiculus vestimenti est le plus volumineux des poux qui s'attaque à l'homme, c'est celui qu'on recherchait de préférence au moment où les poux

---

(1) Voir art. *Pétrole.*

passaient pour prophylactiques des affections générales.

Ces poux ne vivent guère que dans les coutures des vêtements. Il a fallu que la guerre donnât de trop nombreuses occasions de l'étudier pour qu'on vit que, lorsqu'il est abondant, il dépose aussi ses œufs sur les poils du tronc.

Ce pou pique surtout la nuit, et surtout à la partie supérieure du tronc : devant de la poitrine, haut des épaules et surtout nuque. La piqûre amène l'obligation d'un grattage vigoureux et, au niveau des régions grattées, on trouve des papules persistantes, lésions de grattage, lésions d'un véritable prurigo. Le grattage est-il la seule cause de ces lésions ? c'est douteux. La pigmentation si spéciale qui les accompagne, et qui souvent s'étend à d'autres régions du corps, fait bien songer à l'inoculation d'une substance spéciale. C'est ce pou, chacun le sait, qui est le vecteur du typhus.

Tant qu'on a pensé que ce pou ne venait sur l'homme que pour s'y nourrir, que son habitat était exclusivement le vêtement, et surtout les coutures du vêtement, on conseillait : changement de linge fréquent, désinfection du vêtement et quelques bains sulfureux qui, maintenant que l'on connaît la ponte possible sur les poils du tronc, doivent toujours être conseillés.

Quant à la désinfection des vêtements, on peut les faire passer à l'étuve, et c'est ce qu'il y de mieux à faire ; et quand on n'a pas d'étuve à sa disposition, il faut mouiller largement les coutures des vêtements et les repasser avec un fer très chaud. A la campagne, qu'on ait affaire à une pédiculose ou surtout à une gale, il faut bien pouvoir faire une désinfection générale sans étuve. Il existe un procédé employé depuis bien longtemps et qu'il faut que tous les médecins connaissent ; c'est le passage des vêtements par le four du boulanger après que le pain en a été sorti.

Il n'est pas dans notre plan, ni de décrire le sarcopte de la gale de l'homme, ni de faire la description des lésions cutanées qu'il provoque. Et pourtant, quoiqu'elle soit complètement faite partout, il y aurait peut-être intérêt à rappeler cette description, puisque à peu près toutes les gales que nous avons traitées, et elles n'ont pas été très rares, étaient des gales méconnues qui nous arrivaient avec le diagnostic d'eczéma chronique. Et si nous n'avons jamais vu l'erreur commise par des dermatologistes, nous en avons vu responsables des confrères très distingués, même des médecins de tout premier plan. Nous avons reçu une fois, avec le diagnostic d'eczéma chronique, un galeux qui venait de passer trois mois dans une clinique de l'étranger, et nous avons pu montrer à Brocq une partie d'une famille de sept personnes, du gros commerce parisien, tous galeux et pour lesquels le diagnostic était eczéma chronique familial.

Faire l'histoire de la maladie gale et de ses traitements est difficile, mais amusant. Essayons de le faire, succinctement d'ailleurs, laissant à ceux que la question intéressera le soin de remonter aux sources que nous indiquons.

Si la gale est connue depuis toujours (et d'ailleurs on a nommé gale bien autre chose que la vraie gale), on a ignoré pendant longtemps ce qui la déterminait, et il ne fut pas admis sans conteste, même dans les temps modernes, qu'elle fût exclusivement causée par un insecte. Devergie ne soutenait-il pas encore en 1847 que l'acare peut être un produit morbide de la gale ?

Cependant, dès le XIIe siècle, Abynzoar mentionnait un ciron. Au XVIIe siècle, plusieurs auteurs reproduisent ce qui pour eux était l'insecte de la gale. Au XVIIIe siècle, Degeer le dessina avec une précision de détails qui permet de croire qu'il avait vu juste. Mais en France, au commencement du XIXe siècle, l'insecte de la gale échappait aux recherches de tous les observateurs, quand Galès, en 1812, proclama l'avoir indiscutablement découvert.

Ce Galès, pharmacien-chef de l'hôpital Saint-Louis (et qui, nous le verrons, préconisa les fumigations d'anhydre sulfureux comme antipsorique), fit à cette date, chez Alibert, une thèse de doctorat en médecine sur la gale.

Sa découverte fit sensation. Galès prit à témoin les plus grandes célébrités de l'Institut et de l'Académie de Médecine. Meunier, célèbre peintre d'histoire naturelle, reproduisit l'insecte identifié par Galès, et la figure devint classique. Alibert l'insère dans son premier ouvrage sur les affections de la peau, et Latreille, de l'Institut, auteur du genre sarcopte, la cite comme authentique.

Cependant personne ne parvenait à trouver chez les galeux le ciron de Galès. Lugol, sceptique, fit annoncer qu'il donnerait cent écus à celui qui ferait voir l'insecte, d'où vive polémique entre les deux collègues et leurs élèves.

C'est en 1829, soit dix-sept ans après la thèse de Galès, que Raspail, examinant plus de deux cents pustules galeuses, ne put rien y découvrir. Mais comparant avec soin le dessin de Galès avec l'acare du fromage gâté, il en vint à cette conviction que Galès avait mystifié naturalistes et médecins.

Il ne se contenta pas de l'annoncer, prévoyant la violence des discussions qui en résulteraient ; mais, avec la complicité de son élève, Meynier, il imagina une mise en scène qui devait confondre l'imposteur. Meynier annonça à Lugol qu'il venait enfin de retrouver l'insecte de la gale et qu'il se faisait fort de le montrer publiquement. Lugol ne put assister à ces expériences, mais elles furent faites en présence d'un assez grand nombre de médecins.

« Toutes les précautions, dit Raspail, dans un long mémoire du *Bulletin général de Thérapeutique* de 1834 (p. 169), furent prises pour que l'impureté de l'eau n'induisît personne en erreur. Le verre sur lequel on déposa le liquide des pustules galeuses fut placé sur le porte-objet du microscope; alors M. Meynier étend du doigt le liquide et tous les assistants se récrient, en regardant au microscope qu'enfin l'insecte de la gale, si bien figuré par M. Galès, était retrouvé. « C'est bien celui que j'ai vu cent fois », s'écria M. Cloquet, et chacun de dire : « M. Lugol a perdu ses cent écus. » Quand l'effet eut été produit, nous nous hâtâmes de perdre les cent écus avant de les toucher en faisant savoir que l'insecte, vu si bien et par tant de personnes à l'hôpital Saint-Louis, n'était que l'insecte du fromage, qu'à l'insu des assistants M. Meynier avait placé sur le porte-objet, en agitant le liquide avec l'ongle. Car c'est là que le mystificateur avait niché la population qui pullule dans le fromage... »

Raspail exploita sa victoire en publiant dans les *Annales des Sciences d'Observation* les résultats de ses recherches.

Si Galès ne répondit pas (et il ne voulut jamais répondre), un médecin, M. Patrix, se chargea du soin de le défendre. Il fit annoncer par *la Lancette Française* que, dans une séance solennelle à l'Hôtel-Dieu, il ferait voir aux plus incrédules l'insecte de M. Galès. Des invitations spéciales furent adressées à Lugol, Alibert, Duméril, Latreille et Raspail.

« M. Patrix, ajoute Raspail, doutait si peu du succès de ses recherches, qu'il fit imprimer, la veille, sous forme de programme, le procès-verbal futur de la séance du lendemain, avec ce titre : « Extrait de l'iconographie pathologique : nou- « velles recherches sur l'insecte de la gale lui-même, « commencées à l'Hôtel-Dieu de Paris, dans l'amphi- « théâtre de la clinique chirurgicale de M. le baron « Dupuytren, le 22 octobre 1829, par E.-G. Patrix. » Ce programme fut distribué avec profusion avant la séance aux nombreux assistants. M. Delettre, sur l'invitation de M. Patrix, tenait son crayon levé sur ses tablettes pour saisir d'un trait cet insecte fugitif à l'instant de son apparition, mais l'insecte ne parut pas, quoique les galeux se prêtassent de fort bonne grâce aux recherches de M. Patrix. »

Une seconde séance, que Dupuytren présida, ne donna pas plus de résultats. Et Dupuytren fit observer qu'il était urgent de changer les temps des verbes du programme de la séance précédente, « car les programmes, dit-il, se rédigent au futur et non au parfait ; qu'enfin, sans cette rectification, ce programme serait une imposture » ; mais, au lieu d'une rectification, M. Patrix continua à distribuer son mémoire en y ajoutant la planche qu'il avait publiée en 1812 de l'insecte de M. Galès, dans le *Dictionnaire des Sciences Médicales*.

La mésaventure arrivée aux compétences zoolo-

giques jusqu'alors les plus indiscutées, déclencha
un scepticisme général. On ne s'intéressa pas aux
recherches plus anciennes d'observateurs scrupu-
leux, et il fallut qu'en 1834 un étudiant corse,
Renucci, élève lui-même d'Alibert, montrât le véritable acare de la gale (dont les femmes de son pays
étaient entraînées à faire l'extraction), pour que la
question fût réglée, au point de vue tout au moins
de l'identification de l'insecte.

La découverte de Renucci ne conféra d'ailleurs
pas à son auteur une autorité indiscutée, même en
cette matière. Emery, en 1835, le traitait « d'homme
sans expérience », et si on ne put discuter de l'évidente présence de l'acare dans la gale, on batailla
pendant des années sur le rôle exact qu'il y jouait.
Il n'est pas étonnant qu'en 1831 Cazenave consi-
dérât la gale comme une éruption d'origine interne,
caractérisée par des vésicules et dans laquelle les
insectes ne jouaient aucun rôle. Mais, en 1847,
Devergie, dans un long mémoire que publia le *Bulletin général de Thérapeutique*, discutait si l'acare
n'est pas la conséquence de la gale. Il admettait
que si la gale se propage habituellement par conta-
mination, elle peut être spontanée : aussi conteste-
t-il formellement l'opinion de Bourguignon, pour
lequel, et très justement d'ailleurs, les vésicules et
pustules de la gale ne sont que des produits accidentels de l'acare, et qu'un nombre considérable
de sillons, logeant les acares, préexistent aux boutons de la gale. Et Devergie concluait, entre autres
choses, que si les médications employées pour
combattre la gale la guérissent, il ne s'ensuit pas
que ce soit par le fait de la destruction de l'acare
plutôt que par le fait de la guérison des boutons,
celle-ci amenant alors la mort de l'insecte ; que

c'est dans les gales où il existe les phénomènes morbides les plus graves et les plus intenses que l'on
retrouve le moins d'acarus. Il ne fallait donc pas
essayer de guérir la gale trop vite, ce qui pourrait
amener des troubles graves de l'économie : pour lui,
la gale disparaissait d'ailleurs comme les autres
maladies de la peau quand surgissait une maladie
générale de l'économie, avec état fébrile plus ou
moins marqué.

Et même en 1851, année où un externe de Cazenave aurait découvert l'acare mâle, Devergie, tout
en reconnaissant le rôle de l'acare, critiquait le
traitement de Hardy, qui, supprimant brusquement
la gale, expose aux conséquences, qui peuvent être
graves, de la suppression d'une sécrétion habituelle et d'un prurit habituel. Et il considérait
qu'au lieu de la friction au savon noir, suivie d'une
application de pommade d'Helmerich qu'Hardy
préconisait, il valait mieux employer le traitement
qui ne la fait disparaître qu'après cinq ou six jours.

Cependant, Bourguignon poursuivait ses recherches sur les gales sans vésicules, et en montrait de
nombreux cas en 1852.

Et, en définitive, ses travaux mettent un point
final à la question. On ne retrouve rien d'important jusqu'en 1885, époque au delà de laquelle nous
n'avons pas consulté la collection du *Bulletin général de Thérapeutique,* qui peut très légitimement
se prévaloir, en 1852, d'avoir été de tous les jour-
naux médicaux celui qui, pendant la première
moitié du xix° siècle, réunit la documentation la
plus importante sur l'histoire de la gale.

TRAITEMENT DE LA GALE

Le rôle joué par l'acare dans l'étiologie de la gale ne modifia pas d'ailleurs sensiblement la technique du traitement.

Parmi les innombrables produits qui furent proposés avant 1834, et dont on ne peut songer à donner même une simple énumération, certains ont une place prépondérante.

Et en tête de tous, le corps dont Alibert disait en 1835 qu'il avait contribué depuis une vingtaine d'années à le faire généralement substituer à tous les autres traitements, le soufre sous toutes ses formes : poudrage du lit du galeux avec la fleur de soufre, fumigation de soufre, pommade soufrée, pommade alcaline soufrée, comme la pommade d'Helmerich, que dès 1812 Bourdin employait à Saint-Louis après avoir fait précéder l'application d'un bain et d'une friction au savon noir ; œufs remplis de soufre après élimination de l'albumine et que l'on fait cuire, huile de noix soufrée. Puis sulfure alcalin et alcalino-terreux : onguents de Jadelot au sulfure de potasse, poudre de Pihorel au sulfure de chaux sec qu'on délaie dans l'huile, lotion au sulfure de potasse que Dupuytren, en 1831, et Alibert après lui, additionnaient d'acide sulfurique, transformant ainsi le sulfure en sulfate et traitant en réalité par l'hydrogène sulfuré ; lotion au chlorure de chaux, dont on avait constaté l'activité chez des ouvriers trempant leurs mains dans le chlore liquide ; préparations mercurielles, onguents mercuriels, onguent citrin, que lès 1775 Lemery déclarait être le meilleur remède contre la

gale, pommade d'ellébore, etc., etc., voilà surtout
ce que l'on employait quand on ne connaissait pas
le sarcopte de la gale humaine. Et ce furent les
mêmes substances quand on le connut : sulfures,
soufre, préparations soufrées (comme cette huile
soufrée dont, en 1840, le pharmacien Honorati rap-
portait la formule d'Egypte et qui s'obtenait en
recueillant le liquide résultant de la combustion de
linge imbibé d'huile et saupoudré de soufre), à côté
desquelles prenaient place la pommade à la benzine
en 1855, le pétrole en 1865, puis toute une série de
baumes : baumes du Pérou (1864), styrax (1867),
storax (1871), baume de copahu (1872).

Mais une nouvelle erreur devait surgir ; on con-
sidéra que le traitement de la gale n'avait pas besoin
d'être généralisé. En 1835, Emery, employant un
mélange de savon noir, sel, soufre, alcool, vinaigre
et chlorure de chaux, ne traitait que les mains et les
pieds des galeux. « Bien que je ne fasse frotter,
écrit-il, que les mains et les pieds, toutes les vésicules qui recouvrent les autres parties du corps se
guérissent promptement. » En 1835, Lison, de
Douai, à l'exemple d'Emery, utilisait l'huile à la
litharge et l'extrait de Saturne en ne traitant que
les mains, les pieds et les aisselles.

En 1838, on conseille de frotter seulement les
poignets et les maléoles avec un cérat au protochlorure de mercure : et ce n'est qu'en 1850 que
Bazin établit d'une manière indiscutable l'insuffisance d'un traitement localisé au cou de pied et
recommande comme le plus efficace l'emploi de la
pommade d'Helmerich ou celle du sieur Bayard,
qui ajoutait du charbon à ses éléments habituels :
il recommande aussi l'emploi de la pommade à la
poudre de camomille, faisant d'ailleurs jouer un

rôle très important à la matière grasse dans la destruction de l'acare.

Enfin Hardy instituait à Saint-Louis, en 1851, le traitement de la frotte, bien peu différent de ce qu'il est encore aujourd'hui, et inspiré d'ailleurs de ce que faisait déjà Bourdin, à Saint-Louis, en 1812.

TRAITEMENT ACTUEL DE LA GALE

Actuellement, on emploie pour guérir la gale : le soufre, les sulfures, les baumes, le pétrole.

Le traitement classique, celui de Saint-Louis, comporte :

1° Une friction rude de vingt minutes à une demi-heure avec du savon noir et de l'eau tiède ;

2° Immédiatement après cette frotte, un bain sulfureux d'une quarantaine de minutes, pendant lequel le galeux se frictionne et se savonne encore ;

3° A la sortie du bain, friction absolument générale et très soigneusement faite avec la pommade d'Helmerich, que le malade doit conserver vingt-quatre heures ;

4° Au bout de ces vingt-quatre heures, bain d'amidon dans lequel, à l'aide d'un savonnage ou non, le malade enlève toutes les traces de sa pommade.

Correctement employé, ce procédé de traitement détruit tous les acares, mais, bien trop souvent, il amène à sa suite du prurit persistant, de l'irritation cutanée et même de l'eczématisation.

On pourrait conserver tous les avantages de la méthode et en supprimer probablement tous les inconvénients en modifiant la formule de la pommade et les détails de la cure.

La formule primitive de la pommade d'Helmerich était :

Axonge 80
Soufre sublimé et lavé................ 20
Carbonate de potasse très pur pulv..... 10

Le carbonate de potasse n'était pas dissous, l'obligation de le dissoudre se trouve pour la première
fois dans le Codex de 1866.

On se demande à quoi sert le carbonate de
potasse. On a prétendu que sa présence est nécessaire à la production d'un sulfure qui serait la
forme sous laquelle le soufre serait actif ; mais si
on recherche dans la pommade d'Helmerich,
vieille pourtant de plus d'un an, le soufre transformé, on voit qu'il y en a tout au plus un dixième
d'oxydé à l'état de sulfate. Ne serait-ce pas la présence du carbonate non dissous autrefois, actuellement dissous dans son poids d'eau, qui serait la
cause principale des irritations cutanées ? Après la
déchirure des sillons, les grains de carbonate de
potasse devraient agir comme un véritable escharo-
tique. La recherche de la déchirure du sillon, rémi-
niscence de la pommade au verre pilé ou à la poudre
de chasse, est-elle réellement nécessaire ? On soigne
bien en clientèle la gale sans cette pratique, et la
gale y guérit pourtant.

Et la nécessité de garder la pommade soufrée
vingt-quatre heures de suite est-elle bien démontrée ?

Le soufre n'entre pas seulement dans la préparation de la pommade d'Helmerich ; on l'introduit
volontiers, associé au baume du Pérou ou à l'onguent de styrax, dans des formules variées. Et,
même quand ces pommades en contiennent un

dixième, elles ne causent à peu près jamais d'irritation.

L'emploi des sulfures de calcium, de sodium ou de potassium, semble être aussi ancien que celui du soufre sous forme de pommade d'Helmerich ; on essayait même d'avoir le sulfure à l'état naissant en associant dans la même pommade la chaux vive et la fleur de soufre. La formule proposée par Ehlers est de cette série ; Milian 'en est revenu carrément aux sulfures dans la formule qu'il a fait adopter par l'hôpital Saint-Louis :

Polysulfure de potassium............	40
Eau	125
Oxyde de zinc......................	5
Huile de vaseline...................	125
Vaseline	125
Lanoline	125

Il nous semble qu'on peut reprocher à cette formule de faire une pommade sans grande viscosité et, par la grande quantité de vaseline qu'elle contient, de moins aider à la pénétration du sulfure que ne le ferait une graisse animale, y compris la vulgaire axonge.

Nous n'avons aucune expérience personnelle du traitement de la gale par les sulfures, mais la suppression du carbonate de potasse et celle de la déchirure du sillon, si on s'y résout, doivent diminuer considérablement les dangers de l'irritation cutanée. Le traitement par les baumes a commencé réellement du jour où Busch a conseillé l'emploi du baume du Pérou, mais, bien longtemps avant la formule devenue classique de Bourguignon, on employait les macérations alcooliques de thym ou les teintures faites avec de nombreuses plantes à essence. La supériorité des baumes tient peut-être à ce que leur action est persistante, alors que celle des teintures ne peut être que bien passagère. L'emploi du styrax liquide ou de l'onguent de styrax est plus récent. Vidal mélangeait le styrax pur à deux ou trois parties d'huile ; l'onguent de styrax et le baume du Pérou s'emploient associés à un excipient : un tiers de substance active pour deux tiers d'excipient.

Une formule, devenue très classique, a été donnée par Darier :

Naphtol B.....................	3 à 5 gr.
Baume du Pérou................	15
Styrax liquide.................	20
Craie préparée.................	20
Axonge ou vaseline............	40

Pour elle, nous répétons la remarque déjà faite que l'axonge pénètre mieux l'épiderme que la vaseline. Et nous constatons qu'avec cette formule il n'est pas question de la déchirure du sillon, ce qui ne l'empêche pas de très bien guérir la gale.

Il est de pratique, en cas de gale ayant irrité ou infecté le tégument, de ne commencer le traitement qu'après avoir calmé ces phénomènes surajoutés. Tenneson, de qui on a peut-être eu tort de négliger l'enseignement, disait : « La cause de l'infection est l'acare ; il faut le détruire le plus tôt possible. » Et il faisait frotter ses malades qui, si nos souvenirs sont exacts, en bénéficiaient plus souvent qu'ils n'en pâtissaient.

Nous n'avons certes pas la prétention d'avoir une grande habitude personnelle du traitement de la gale, puisque nous n'en avons soigné que deux ou trois par an : chiffre qui, multiplié par 45, donne tout de même, c'est vrai, un certain total.

Tous nos galeux ont guéri, et toujours sans irritations consécutives au traitement. Notre méthode était : puisque l'acare est noctambule, du moins le mâle et la femelle en recherche de fécondation, la frotte générale, soigneusement faite, se fera le soir, mais sans rechercher le déchirure du sillon ; le matin, le malade ira au bain et se mettra pour la journée dans du linge propre ; les deux jours suivants, il fera le même traitement, mais en remettant pour la nuit la chemise du premier jour.

Nous serions bien embarrassés de dire quelle est la formule qui nous a le mieux réussi, puisque tous les malades ont guéri, et tous sans irritation cutanée. Nos formules, toujours à base de baumes et de soufre, variaient avec l'impression du moment ; nous variions les proportions avec ce que nous semblait devoir supporter la peau, mais nous mettions très souvent un dixième de soufre.

Nous n'avons pas eu d'irritation cutanée, parce que, pensons-nous, nous ne déchirions pas le sillon, parce que le carbonate de potasse n'entrait jamais dans nos formules, parce que nos applications n'avaient jamais qu'une huitaine d'heures de durée consécutives, que ces applications étaient toujours suivies d'un bain, et certains feraient remarquer peut-être, — pas nous, — d'un bain d'eau de la Bourboule.

Nous n'indiquerons pas de formule spéciale à base de baumes. Nous dirons seulement que si on peut préparer sans difficulté des pommades à base de baume du Pérou, très mauvaises sont les formules dans lesquelles on le mélange à des huiles. Il est en effet impossible de dissoudre 10 % de baume du Pérou dans une huile végétale, même en chauffant jusqu'à 150°. Et on n'arrive pas à un meilleur résultat en ajoutant à l'huile de l'eau de chaux pour obtenir un liniment oléocalcaire au baume du Pérou.

Pour l'onguent de styrax, par contre, on peut préparer non seulement des pommades, mais une huile à 20 % d'onguent.

On ajoute fréquemment du naphtol à ces préparations. Ne pas oublier que l'emploi des pommades au naphtol a parfois produit des intoxications.

Nous avons, ce qui n'était pas dans notre programme primitif, donné quelques formules. Nous ne l'avons fait ni pour suivre la coutume, ni pour nous gagner des lecteurs.

Les formules que nous donnons ne sont guère des formules médicales, mais des formules pharmacologiques auxquelles le praticien pourra souvent ajouter les autres substances dont il recherchera l'action plus spéciale. L'expériencc nous a convaincu que trop peu de médecins peuvent formuler les proportions des composants pour constituer un bon excipient, et, s'ils s'en rapportent au pharmacien, pour mettre la formule au point, le pharmacien, même entraîné, devra faire bien des essais avant d'arriver au résultat demandé. Ces essais, nous les avons faits pour chacune des formules que nous proposons. On pourra profiter de nos expériences si on veut, mais on a absolument le droit de chercher mieux. Nos formules, nous le répétons, ne sont que travail de pharmacologie : au médecin de les transformer en formules médicales ; et il doit pouvoir le faire s'il utilise les renseignements de matière médicale qu'il trouvera dans notre travail, dispersés sans assez de méthode peut-être.

Que si le praticien accepte en plus des conseils :

Une préparation ne doit pas être une thériaque, pas plus en dermatologie qu'en thérapeutique générale. Moins il y entre de composants, plus on a de chances de laisser à celui qui remplit l'indication principale toute sa valeur, et plus on a de chances d'éviter les incompatibilités physiologiques ou chimiques ; il ne faut courir ni après les adjuvants, ni après les correctifs ; à les rechercher, on serait trop exposé à rencontrer des opposants ou des incompatibles.

Il ne faut jamais écrire une formule sans la penser ; chacun de ses composants doit avoir sa raison d'y être : la substance active, cela va sans dire ; mais aussi chacune des matières de l'excipient.

Il faut toujours bien spécifier la technique de l'application. Avec Bazin, nous le répéterons toujours : « Le choix du médicament a souvent moins d'importance que la manière dont il est employé. »

Il suffit d'étendre une crème ou une pâte, mais la couche de pâte doit avoir une certaine épaisseur, ce qui n'est pas nécessaire pour la crème. Une pommade ne doit pas seulement recouvrir les tissus, elle doit y adhérer, les pénétrer et entraîner avec elle la substance incorporée. Elle doit être appliquée par une friction-massage qui aide à sa pénétration. La quantité qui ne pénètre pas ne sert pas à grand chose. Inutile, par conséquent, d'employer pour la friction-massage plus que le nécessaire.

Poudrer par-dessus une crème est bien en certaines occasions, bien même par-dessus une pâte qui paraîtrait un peu molle ; mais, en certains cas pour une crème, toujours pour une pommade, il est utile de recouvrir la région avec une mousseline imprégnée d'un corps gras, avec un papier paraffiné ou sulfurisé, ou, mieux encore, avec du papier de Japon ou un papier à cigarettes un peu fort.

Quand on pense une formule, il ne faut pas penser seulement à la substance active, nous le répétons, mais aux composants de l'excipient, dont l'importance est souvent au moins équivalente. N'oublions pas que si nous visons à une pénétration des épidermes, nous devons nous adresser aux graisses animales et surtout à la lanoline. Même pour une pâte, il faut varier l'excipient suivant l'action qu'on recherche ; si ce n'est qu'une action adoucissante, le cérat, le cold-cream, la pommade aux concombres, feront très bien ; si on cherche une action décongestionnante, il faut que l'excipient renferme de la glycérine, qui amènera une sorte d'exosmose ; mais il ne doit pas en renfermer trop, sans quoi la grande avidité de la glycérine pour l'eau causerait une déshydratation des tissus, accompagnée d'irritation ; si l'on demandait seulement à la pâte de faire une couverture, de servir de protectif, son excipient peut être alors à base de vaseline, qui n'adhère pas aux tissus, ne s'absorbe pas et n'a d'action sur aucune substance, en particulier pas sur l'iode, dont elle semble pour cette raison même le solvant de choix.

Entre autres défauts, elle a celui d'avoir un point de fusion bien trop bas : 30°, ce qui fait qu'une préparation de vaseline devient trop coulante aussitôt appliquée ; on peut élever ce point de fusion par addition de paraffine, mais la paraffine elle-même fond à 50° ; c'est bien peu pour élever le point de fusion de la vaseline.

Les graisses animales, surtout employées par friction-massage, pénètrent les épidermes au moins dans une certaine épaisseur ; mais elles ne dissolvent que peu de substances parmi celles qui nous intéressent, et, sauf à la lanoline, on ne peut leur faire absorber qu'une assez petite quantité de solution aqueuse. D'ailleurs, si les substances actives, non dissoutes, leur sont incorporées, même sous forme de grains très fins, il y a peu de chances pour qu'elles en entraînent avec elles une certaine quantité.

Quant aux formules, il faut, pour les graisses animales, songer à leur point de fusion ; les suifs, graisses de mouton et de bœuf, ont un point de fusion élevé ; l'axonge, pas : il faut le modifier par l'addition de stéarine ou de cire, suivant la température extérieure, mais aussi suivant la région sur laquelle la pommade doit être appliquée ; telle, qui tiendrait très bien sur un bras, ne tiendra pas à la région anale par exemple.

Et à l'influence de la région, il faut y penser : mains et pieds ont leur pathologie et par conséquent leur thérapeutique spéciale ; le cuir chevelu réagit au soufre et aux préparations mercurielles autrement que la région du tronc ; le cuir chevelu supporte mieux que toute autre région les applications soufrées ; l'action des préparations mercurielles est, en cas de psoriasis du tronc, à peu près nulle, on peut le dire ; couramment, au contraire, elle est très favorable au cuir chevelu.

Nous avons dit qu'il ne fallait rêver ni d'adjuvants, ni de correctifs : cela est vrai pour une formule, à part de bien rares exceptions, mais cela ne le reste pas du tout pour la conduite d'une cure. Si on se trouve en présence d'un eczéma hyperkératosique de la paume des mains ou de la plante des pieds, il faut bien ramollir par l'action des alcalins l'épiderme épaissi pour rendre utile l'application d'une pommade ; il faut bien encore, par le savon de potasse ou l'acide salicylique, décaper une plaque de psoriasis à squames épaisses et adhérentes avant de l'attaquer par les pommades : ce sont exemples de médications adjuvantes. Si nous nous sommes hasardé à attaquer une plaque de psoriasis par l'acide chrysophanique, et que cette application soit suivie d'une poussée d'érythème, nous la calmerons par l'application d'une pâte calmante, et nous aurons eu alors recours à un correctif.

Et à propos des correctifs :

Beaucoup de confrères ont la sainte terreur des applications énergiques ; ils trouvent mieux de ne rien faire que de s'exposer à faire trop ; ils prônent les applications parcellaires ou les applications très courtes, dont on n'augmente la durée qu'après des tâtonnements. Nous ne comprenons guère les applications parcellaires ; une application trop forte, en un point, fera bien, peu ou prou, sentir son action sur toute la plaque. Nous aimons mieux les applications courtes. Peut-être même des applications énergiques, fortes, suivies d'applications calmantes, pourraient-elles, avec une surveillance suffisante, constituer une excellente règle pour un traitement.

Nous avons été accusé d'avoir, de temps en temps, la main un peu lourde ; nous n'avons jamais vu qu'un malade en ait pâti réellement ; nous en étions quitte pour faire machine arrière et en arriver à l'emploi du correctif. Peut-être bien même que ces alternatives de coups de fouet et d'applications calmantes sont la meilleure marche à employer, au moins contre des lésions torpides. La méthode, il est vrai, n'est à employer que si on peut exercer une surveillance suffisante.

Ce sont, du reste, ces alternances de traitements d'attaque et de traitements anodins qu'on nous a vu conseiller pour le traitement de l'acné polymorphe et pour celui de la plupart des affections parasitaires.

Le malade demande à être débarrassé de son éruption, ou au moins soulagé, le plus tôt possible ; le médecin qui ne connaît, comme recours, que la bonne pâte à l'oxyde de zinc, le temps et l'excellente nature, leurre son client. Le traitement externe des dermatoses doit être un traitement actif toujours, et son action ne doit pas s'arrêter un seul instant, mais un traitement actif doit être obligatoirement suivi de très près : il faut que le médecin se résolve à le faire et qu'il convainque son client de cette nécessité. Notre très longue expérience nous a montré que le client est bientôt converti, surtout s'il constate que la surveillance de son médecin donne des résultats.

Il serait utile, ce nous semble, que le médecin ait vu les excipients des pommades, touché les poudres qu'il prescrit. Pour lui permettre de le faire, nous conservons les spécimens de toutes les préparations correspondant aux formules que nous avons données.

FORMULAIRE

Cires lanolinées

1° Cire neige............................ 18 gr.
   Palmitine .... 2 gr.
   Lanoline .... 1 gr.

2° Cire neige............................ 18 gr.
   Palmitine .... 1 gr.
   Lanoline .... 0 gr. 50

Cérat de Galien

Huile d'amandes douces................. 40
Cire blanche........................... 10
Eau de roses........................... 30

Cérat à l'eau de chaux

Huile d'amandes douces................. 40
Cire blanche........................... 10
Eau de chaux........................... 30

Cold Cream

Blanc de baleine....................... 60
Cire blanche........................... 30
Huiles d'amandes....................... 215
Eau de roses........................... 60
Teinture de benjoin.................... 15
Essence de roses.................. X gouttes

Cold Cream à l'eau de chaux

On remplacera l'eau de roses par de l'eau de chaux.

Dermatoses   15 *

Cérat sans eau

```
Cire  ....................................  10
Huile  de  noyaux........................  30
```

Cérat à l'huile de foie de morue

```
Cire  jaune..............................  10
Huile  de  foie  de  morue................  30
```

Cérat soufré

```
Soufre (sublimé, précipité ou insoluble)..   20
Huile d'amandes (ou de noyaux)........   10
Cérat  de  Galien.......................  100
```

Cérat au coaltar

```
Coaltar  ................................  15
Cire  ...................................  10
```

Cérat à l'huile de Gabian

```
Lanoline  ...............................   2
Cire (jaune ou blanche).................   8
Huile de Gabian.........................  15
```

Cérat à l'huile de cade

La quantité de cire variera suivant l'endroit auquel la préparation est destinée : pour une partie de cire, on ajoutera une, deux ou trois parties d'huile de cade.

Cérat térébenthiné à l'huile de cade

```
Térébenthine  ...........................   5
Cire  ...................................  10
Huile  de  cade.........................  10
```

Cérat lanoliné à l'huile de cade

Huile de cade........................
Cire .... } P. E.
Lanoline ....

Coaltar liquéfiable

Brai 12
Coaltar 10

Faire liquéfier au B. M. pour emploi.

Cosmétique pour les lèvres à desquamation séborrhéique

Ichthyol 3
Paraffine 3
Cire blanche......................... 13
Lanoline 25

ou :

Ichthyol 4
Cire 4
Lanoline 7
Beurre de cacao...................... 11

Couler en bâtons.

Crème de bismuth à la lanoline

Carbonate ou oxyde de bismuth.......... 3
Lanoline 15
Eau de roses......................... 10

Crème d'oxyde de zinc à la lanoline

Carbonate ou oxyde de zinc............ 3
Lanoline 15
Eau de roses......................... 10

Emulsions pour bains

1° Huile de cade......................... 100 gr.
Lessive de soude...................... 60 gr.
Savon de potasse..................... 60 gr.
Sable lavé............................ 1 litre
Eau 100

2° Huile de cade......................... 100
Jaune d'œuf .... N° 2
Extrait fluide de Panama............. 20
Eau q. s. p. .... 250 cc³

3° Huile de cade......................... 100
Extrait fluide de Panama............. 20
Savon noir........................... 100
Eau q. s. p. .... 500 cc³

Glycérolés à l'huile de cade

Préparations à abandonner. — Si cependant on y tient, formuler :

Amidon 15

Laisser gonfler dans q. s. d'eau ; ajouter :

Glycérine 80

Chauffer et quand la préparation commence à se gélifier, ajouter :

Huile de cade préalablement chauffée.. 60 gr.

En partant du glycérolé d'amidon du Codex, il est indispensable, si l'on veut avoir une préparation assez chargée en huile de cade et qui tienne, d'ajouter, pour émulsionner l'huile, 10 % d'extrait fluide de Panama et un jaune d'œuf pour 100 grammes de préparation.

Huile de cade diluée

Huile de cade........................
Huile d'amandes douces............. } P. E.

Liniment oléo-calcaire

Huile d'olives ou de noyaux..........
Eau de chaux........................ } P. E.

Liniment oléo-calcaire à l'huile de foie de morue

Huile de foie de morue.............. } P. E.
Eau de chaux........................ }

Lotion soufrée

Soufre précipité........................ 7 gr.
Glycérine .... 8 gr.
Poudre de savon........................ 3 gr.
Alcool à 90°........................... 8 gr.
Eau distillée.......................... 45 gr.

Lotion au soufre amorphe

Poudre de savon........................ 4
Glycérine 5
Soufre amorphe......................... 8
Alcool à 95°........................... 20
Eau distillée.......................... 73

Onguent digestif

Térébenthine 40
Jaune d'œuf............................ 20
Huile d'olive.......................... 10

Pommade contre la gale (Milian)

Polysulfure de potassium............... 40
Eau 125
Oxyde de zinc.......................... 5
Huile de vaseline...................... 125
Vaseline 125
Lanoline 125

Pommade contre la gale (Darier)

Naphtol B .... 3 à 5
Baume du Pérou 15
Styrax liquide 20
Craie préparée 20
Axonge 40

Pommade à l'huile de cade pour psoriaris généralisé

Vaseline .... }
Lanoline .... } P. E.
Huile de cade......................... }

Nécessite le port d'un maillot

Pommade à l'huile de cade s'enlevant à l'eau

Huile de cade.............................. 15 gr.
Saponine 0,15
Jaune d'œuf .... N° 1
Lanoline 20

On peut remplacer la saponine par :

Extrait fluide de Panama.................. 2 gr.

Pommade à l'huile de cade en bâtons

Huile de cade.............................. 10
Lanoline 10
Acide stéarique............................ 10
Cire jaune................................. 10

Poudres au bitume

Stéarate de zinc ou de magnésie........... 2
Bitume 8

Stéarate de zinc ou de magnésie............. 6
Kaolin, talc ou ceyssatite................ 6
Bitume 6

Poudres au coaltar

Coaltar 5
Kaolin 15

Coaltar 5
Magnésie 25

Coaltar 5
Ceyssatite 35

Coaltar 5
Talc 95

Poudres au goudron végétal

Goudron végétal........................... 10
Kaolin 40

Goudron végétal........................... 10
Magnésie 40

Goudron végétal........................... 10
Talc 90

Poudres à l'huile de cade

Huile de cade............................. 5
Ceyssatite 20

Huile de cade............................. 5
Magnésie 20

Huile de cade............................. 5
Talc 45

Huile de cade............................. 5
Kaolin 45

Poudre soufrée

Soufre précipité porphyrisé............... 1
Stéarate de magnésie...................... 3
Huile de vaseline......................... 3
Carbonate de magnésie..................... 3
Talc 10
Kaolin 10

Poudre à l'ichthyol

Ichthyol ...., 5
Kaolin 30

Poudre savonneuse soufrée

Soufre précipité....................... }
Poudre de savon neutre.............. } P. E.

A appliquer au blaireau après addition d'eau

Poudre au sous-carbonate de fer

Sous-carbonate de fer................ 1 gr.
Talc, kaolin ou ceyssatite............. 19 gr.

Poudre au sulfate de cuivre

Sulfate de cuivre......................... 1
Eau distillée............................. 5

Dissoudre. Mélanger la solution à :

Talc .... 99 gr.

Faire sécher, tamiser

Poudre au sulfate de zinc

Sulfate de zinc.......................... 1
Eau distillée............................. 2
Talc .... 99 gr.

Même préparation

Poudre au sulfate de fer

Sulfate de fer 2
Eau distillée 5

Dissoudre à froid. Mélanger la solution à :

Talc .... 98 gr.

Faire sécher, tamiser

TABLE DES MATIÈRES

Niort. — Imp. Th. Martin.

MASSON ET C⁰ˢ, ÉDITEURS

NOUVEAU TRAITÉ DE MÉDECINE

PUBLIÉ SOUS LA DIRECTION DE MM. LES PROFESSEURS

G.-H. ROGER   F. WIDAL   P.-J. TEISSIER

Secrétaire de la Rédaction : *Marcel GARNIER*

Le Nouveau Traité de Médecine formera : **22** FASCICULES grand in-8°, avec nombreuses figures dans le texte, en noir et en couleurs, et planches hors texte en couleurs, sous une élégante 1/2 reliure toile dos plat.

Fascicules parus :

FASCICULE I. *Maladies infectieuses.* *1 vol. de 482 pages avec 55 fig. dans le texte et 3 planches en coul., relié.* **35 fr** <u>net</u>

G.-H. ROGER. *Notions générales sur les Infections.* — A. SACQUÉPÉE. *Les Septicémies.* — G.-H. ROGER. *Les Streptococcies.* — P. MENETRIER et H. STÉVENIN. *Pneumococcie.* — P. MENETRIER et H. STÉVENIN. *Pneumonie.* — M. MACAIGNE. *Staphylococcie. Entérococcie. Psittacose. Infections à Tétragènes, à Cocco-bacilles, à Diplobacilles, à Proteus.* — A. VEILLON. *Infections putrides et gangreneuses.* — Ch. DOPTER. *Méningococcie.* — M. HUDELO. *Gonococcie.*

FASCICULE II. *Maladies infectieuses* (*suite*). *1 vol. de 765 pages avec 89 figures et 8 planches en couleurs.* **50 fr. net**

P.-J. TEISSIER et M. DUVOIR. *Scarlatine.* — P.-J. TEISSIER. *Rubéole. Quatrième maladie, Cinquième maladie. Rougeole. Varicelle. Variole.* — P.-J. TEISSIER et L. TANON. *Vaccine.* — PAUL RAVAUT. *Le Zona, les Herpès et les Fièvres herpétiques.* — P.-J. MENARD. *Fièvre aphteuse.* — JULES RENAULT. *Suette miliaire.* — G.-H. ROGER. *Charbon.* — CHARLES NICOLLE et

E. CONSEIL. *Typhus exanthématique.* — P. LONDE. *Coqueluche.* — P.-J. TEISSIER et EISMEN. *Oreillons.* — E.-C. AVIRAGNET, B. WEILL HALLÉ, P.-L. MARIE. *Diphtérie.* — J. CAMUS et J.-J. GOURNAY. *Tétanos.* — M.-H. BARBIER. *Le Rhumatisme articulaire aigu.* — H. DE BRUN. *Dengue, Fièvre de Papataci.*

FASCICULE III. ***Maladies infectieuses*** (suite). 1 *vol. de 564 pages, 62 fig. et 4 pl. en couleurs, relié.* . . . **40 fr. net**

F. WIDAL, A. LEMIERRE et P. ABRAMI. *Fièvres typhoïde et paratyphoïdes.* — F. WIDAL et A. LEMIERRE. *Colibacillose.* — CH. DOPTER. *Dysenteries.* — M.-A. RUFFER et MILTON CRENDIROPOULO. *Choléra.* — SACQUÉPÉE. *Botulisme. Fièvre de Malte.* — R.-P. STRONG. *Fièvres des tranchées.* — P. MENETRIER et H. STÉVENIN. *Grippe.* — E. SACQUÉPÉE et GARCIN. *Peste.* — — AZEVEDO SODRÉ. *Fièvre jaune.*

FASCICULE IV. ***Maladies infectieuses et parasitaires.*** 1 *vol. de 709 pages avec 134 figures dans le texte et 5 planches en couleurs, relié..* . . . . **40 fr. net**

Ch. DOPTER. *Maladie de Heine-Medin.* — MAY. *Encéphalite léthargique.* — FERRÉ. *Rage.* — H. ROGER. *Tuberculose en général.* — P. COURMONT. *Septicémies tuberculeuses.* — H. ROGER. *Pseudo-Tuberculoses bacillaires.* — P. COURMONT et A. DUFOURT. *Morve.* — PERRIN. *Lèpre.* — GUIART. *Verruga.* — LAEDERICH. *Actinomycose. Aspergillose.* — LANGERON. *Oosporoses. Mycétomes. Sporotrichoses. Blastomycoses.* — BRUMPT. *Spirochétoses en général.* — NICOLAS. *Syphilis.*

FASCICULE V. ***Maladies infectieuses et parasitaires*** *(fin).* — **Cancer.** 1 *vol. de 740 pages avec 335 figures et 4 planches en couleurs* . . . . **50 fr. net**

R. DEMANCHE. *Chancre simple. Granulome des organes génitaux.* — CH. JOYEUX. *Goundou, Pian et Bouba.* — CHARLES NICOLLE et L. BLAIZOT. *Fièvres récurrentes.* — D. THIBAUT. *Sodoku.* — H. VINCENT et J. RIEUX. *Le paludisme. La Fièvre bilieuse hémoglobinurique.* — CHARLES NICOLLE. *Kala Azar, Bouton d'Orient.* — CH. JOYEUX. *Trichinose.* — J. GUIART. *Filariose, Strongylose, Distomatose, Coccidiose, Sarcosporidiose.* — F. DÉVÉ. *Échinococcose, Cysticercose.* — E. BRUMPT. *Les Trypanosomoses humaines, les Bilharzioses.*

GUSTAVE ROUSSY et MAURICE WOLF. *Le Cancer.*

FASCICULE VI. _Intoxications._ 1 _vol. de_ 506 _pages avec_ 23 _fig. dans le texte et_ 3 _planches en couleurs, relié._ **35 fr. net**

H. ROGER. _Intoxications en général._ — PINARD. _Saturnisme. Intoxications par le cuivre, l'étain, le zinc._ — BALTHAZARD. _Phosphorisme. Arsenicisme. Hydrargyrisme. Intoxications par l'oxyde de carbone, le gaz d'éclairage, l'hydrogène sulfuré, le sulfate de carbone, les hydrocarbures._ — CLERC et L. RAMOND. _Intoxications par les gaz de guerre._ — TRIBOULET et MIGNOT. _Alcoolisme._ — RÉNON. _Caféisme et théisme._ — DUPRÉ et J.-B. LOGRE. _Intoxications par l'opium et ses dérivés, la cocaïne, le chanvre indien, l'éther._ — RENON. _Tabagisme._ — THIBAUT. _Intoxications diverses._ — SACQUÉPÉE. _Intoxications alimentaires._ — LANGERON. _Intoxications par les champignons._ — RÉNON. _Intoxications par le Kawa._ — GARNIER. _Intox. par l'acide picrique._

FASCICULE VII. _Avitaminoses. Maladies par agents physiques. Troubles de la nutrition._ 1 _vol. de_ 552 _pages avec figures, relié._ . . . . **35 fr. net**

G.-H. ROGER. _Vitamines et Avitaminoses._ — E.-P. BENOIT. _Scorbut._ — G. ARAOZ ALFARO. _Scorbut infantile._ — ALDO PERRONCITO. _La Pellagre._ — E. SACQUÉPÉE. _Béribéri._ — A. CALMETTE. _L'Intoxication par les venins; la sérothérapie._ — PH. PAGNIEZ. _Maladies déterminées par l'Anaphylaxie._ — PAUL COURMONT. _Maladie Sérique._ — J.-P. LANGLOIS et LÉON BINET. _Maladies par agents physiques._ — PAUL LE GENDRE. _Troubles et maladies de la nutrition._

FASCICULE XII. _Pathologie de l'Appareil respiratoire_ (suite), 1 _vol. de_ 596 _pages avec_ 56 _fig. et_ 10 _pl. en couleurs, relié_ . . . . **45 fr.**

M. LETULLE et P. HALBRON. _La Tuberculose pulmonaire._ — _Pseudo-Tuberculoses Pulmonaires._ — HARVIER et MARCEL PINARD. _Pathologie de la Plèvre._ — L. RIBADEAU-DUMAS. _Pathologie du Médiastin et Adénopathies Trachéo-Bronchiques._

FASCICULE XIII. _Pathologie de l'Appareil digestif_ (Bouche, Pharynx, Œsophage, Estomac). — 1 _vol. de_ 808 _pages avec_ 119 _fig. et_ 4 _pl. en couleurs, relié._ . . . . **50 fr.**

L. BABONNEIX et H. DARRÉ. _Pathologie de la Bouche._ —

Pathologie du Pharynx. — R. Bensaude et L. Rivet. *Patholo-gie de l'Œsophage.* — P. Le Noir et E. Agasse Lafont. *Pathologie de l'Estomac.*

FASCICULE XV. ***Affections des glandes salivaires, du pancréas et du péritoine***, 1 *vol. de* 564 *pages avec* 133 *fig. et* 2 *planches en couleurs, relié* . . . . **40 fr.**

E. Parmentier et E. Chabrol. *Pathologie des glandes sali-vaires.* — *Du Pancréas.* — Paul Londe. *Affections aiguës du Péritoine.* — Macaigne. *Affections chroniques du péritoine.* — F. Dévé. *Kystes hydatiques du péritoine.*

Pour paraître prochainement :

FASCICULE VIII. ***Affections des glandes endocrines. Troubles du développement.*** . . . . (*Sous presse.*)

FASCICULE XI. ***Pathologie de l'Appareil respira-toire*** (Nez, Larynx, Trachée, Bronches, Poumons). — 1 vol. avec 61 fig. et 2 planches en couleurs . . . . . (*Sous presse.*)

FASCICULE XIV. ***Pathologie de l'Appareil digestif*** (Intestin). . . . . : (*Sous presse.*)

En préparation :

FASCICULE XVI. ***Pathologie du Foie.***

FASCICULE XVII. ***Pathologie des Reins.***

FASCICULES XVIII à XXI. ***Pathologie du système ner-veux*** (Sémiologie générale) — Cerveau et Cervelet — Bulbe — Nerfs crâniens — Méninges — Moelle — Nerf sympathique — Névroses).

FASCICULE XXII (et dernier). ***Pathologie des Muscles, Os et Articulations.***

Dʳ *A. MARTINET*

Diagnostic Clinique

avec la collaboration des Docteurs :
DESFOSSES, G. LAURENS. Léon MEUNIER, LUTIER,
SAINT-CENE, TERSON

QUATRIÈME ÉDITION

1 vol. *grand in-8 de* 1040 *pages avec une riche illustration de*
892 *figures dont* 31 *en couleurs.* . . . . . Broché. . **55** fr. net
Relié. . . **60** fr. **net**

CETTE quatrième édition a encore subi de très nombreux rema-
niements destinés à faire état des acquisitions les plus
récentes de la clinique diagnostique. La plupart de ces modifications portent sur : *La rénovation de la sérologie syphilitique,
la technique de l'épreuve hémoclasique de Widal appliquée à
la recherche de l'insuffisance hépatique.* Enfin *un Tableau
schématique des états clinico-physio-pathologiques, subordonné
au tonus neuro-vasculaire,* permettra, d'autre part, de saisir
d'un coup d'œil la synthèse actuelle de ces états sympathicoto-
niques, vagotoniques et neurotoniques appelés à jouer un rôle
de plus en plus grand dans l'interprétation de maints phénomènes morbides.

Dʳ *A. MARTINET*

Les Angines de poitrine

**Le syndrome clinique — Pathogénie — Pronostic — Thérapeutique
Pratique médicale**

1 vol. *de* 140 *pages avec* 35 *figures et* 4 *planches. de la collection
" Médecine et Chirurgie pratiques "* . . . . **8** fr. **net**

===== MASSON ET C⁰⁰, ÉDITEURS =====

L'infection bacillaire et la Tuberculose

chez l'homme et chez les animaux

par **A. CALMETTE**

Sous-Directeur de l'Institut Pasteur de Paris

DEUXIÈME ÉDITION

1 *vol. grand in-8 de 644 pages avec 30 fig. dans le texte et 25 planches inédites hors texte en couleurs.* . . . **50 fr. net**

L'ACCUEIL fait à ce livre, tant à l'étranger qu'en France, a été tel qu'en peu de semaines la première édition en fut épuisée. Cette deuxième édition, au courant des travaux les plus récents, a été complétée par un important chapitre sur les tentatives actuellement poursuivies dans de nombreux laboratoires et qui ont pour objet la « *Chimiothérapie de la Tuberculose* ».

« Ainsi exposée en un ensemble aux proportions bien calculées, la question de la Tuberculose acquiert toute son ampleur. Le tableau est brossé à traits assez larges pour qu'on en saisisse facilement l'ensemble et cependant les diverses parties comportent assez de détails pour pouvoir documenter l'homme de laboratoire, le médecin ou le vétérinaire. » *(La Presse Médicale.)*

« Ouvrage d'érudition, certes, mais aussi et surtout ouvrage d'un savant dont les idées personnelles marquent leur empreinte à chaque page. » *(Revue de la Tuberculose.)*

« Les lecteurs trop modestes pourront être effrayés par les connaissances étendues et précises de l'auteur et reculeront devant la lecture d'un tel ouvrage. Mais le génie de Calmette réside dans sa simplicité d'expression et la clarté de sa pensée...

« ... L'usage qu'il fait de la pathologie et de la médecine comparées est nouveau et en tous points admirable. »

(The British Medical Journal.)

G.-H. ROGER
Doyen de la Faculté de Médecine de Paris.
Professeur de Pathologie expérimentale et comparée.
Membre de l'Académie de Médecine.

Physiologie

normale et pathologique

du Foie

1 *vol. de* 400 *pages, avec* 16 *figures* . . . . **22** fr. **net**

CE livre a pour but de fixer l'état actuel de la science et les orientations à prévoir. Il fait passer en revue la plupart des fonctions de l'organisme, nécessite des incursions continuelles sur le terrain de la chimie biologique, montre l'intervention constante de la glande dans la plupart des transformations que subissent les matieres organiques. Il a donc une portée très vaste et peut servir d'introduction à l'étude de la physiologie générale.

Maurice LETULLE
Professeur à la Faculté de Médecine de Paris.
Membre de l'Académie de Médecine
Médecin de l'Hôpital Boucicaut.

Inspection — Palpation
Percussion — Auscultation

Leur pratique en clinique médicale

TROISIÈME ÉDITION, REVUE ET CORRIGÉE

1 *volume de* 337 *pages avec* 133 *figures expliquées et* 12 *planches de radiographies normales hors texte* . . . . . . **14** fr. **net**

CET ouvrage est un *album commenté* des gestes indispensables que tout élève en médecine doit savoir exécuter dès ses débuts.

Ch. ACHARD
Professeur de Clinique
Médicale à la Faculté de Paris.
Membre de l'Académie de Médecine.

Léon BINET
Interne des hôpitaux de Paris
Chef de Laboratoire
A la Faculté de Médecine

Examen Fonctionnel
Du Poumon

1 *vol. de* 156 *pages avec* 66 *figures et schémas* . . . **12** fr. **net**

Dans la *première partie* sont étudiées la circulation de l'air dans les poumons et les conditions physiologiques dont elle dépend.

Dans la *deuxième* sont exposées les recherches qui concernent les actes chimiques de la respiration, dans lesquels le poumon n'intervient que comme une membrane perméable, propice aux échanges, mais dans lesquels le clinicien peut puiser des notions précieuses sur la respiration des tissus et la nutrition des organes.

F. DUMAREST *et* **Ch. MURARD**

La Pratique
du
Pneumothorax thérapeutique

DEUXIÈME ÉDITION REVUE ET AUGMENTÉE
par

F. DUMAREST
Médecin en chef
des Sanatoriums
Mangini et Belligueux à Hauteville

et

P. BRETTE
Ancien interne des hôpitaux de Lyon
Médecin assistant
au Sanatorium Mangini à Hauteville

1 *vol. de* 356 *pages avec* 12 *planches hors texte* . . . **18** fr. **net**

Étude d'ensemble du pneumothorax artificiel, dans laquelle l'auteur fournit à la fois des indications complètes sur la technique, les appareils, les accidents possibles et, d'autre part, les règles médicales que le médecin traitant doit observer.

Cette 2ᵉ édition a été modifiée sur plusieurs points importants : conduite de la cure, physiologie pathologique du pneumothorax, complications pleurales; emploi comparé de la thoracoplastie extrapleurale et du pneumothorax, etc...

G. MARION

Professeur agrégé à la Faculté de Médecine de Paris.
Chirurgien de l'Hôpital Lariboisière (service Civiale)

Traité d'Urologie

2 vol. grand in-8 formant ensemble 1050 pages, avec 418 figures en noir et en couleurs dans le texte et 15 planches hors texte en couleurs formant 81 figures. Reliés toile. . **120** fr. **net**

LE livre du Dr Marion se présente comme un *Traité complet d'Urologie* et embrasse à la fois la description clinique des maladies, les procédés d'examen, d'exploration et de diagnostic, l'anatomie pathologique, enfin et surtout le traitement médical et la technique de l'intervention chirurgicale; c'est dire qu'il s'adresse non pas seulement au spécialiste des maladies des voies urinaires, mais encore à tout médecin qui veut éclairer ou enrichir sa pratique de toutes les connaissances qui dans le domaine restreint d'une spécialité évoluent si vite et gagnent chaque jour en précision, en sécurité et en efficacité.

Iser SOLOMON

Radiologiste de l'hôpital Saint-Antoine.

La Radiothérapie

Profonde

1 volume de 152 pages avec 42 figures, de la collection " Médecine et Chirurgie pratiques ". . . . . **9** fr. **net**

CETTE monographie donne en 3 chapitres les bases de la Radiothérapie profonde, la technique employée, les résultats cliniques obtenus.

G. MARION
Professeur agrégé a la Faculté.
Chirurgien de l'Hôpital Lariboisière.
(Service Civiale.)

M. HEITZ-BOYER
Professeur agrégé de chirurgie
des voies urinaires a la Faculté.
Chirurgien de l'Hôpital Saint-Louis

Traité Pratique
de Cystoscopie

et de
Cathétérisme Urétéral

DEUXIÈME ÉDITION REFONDUE

1 vol. in-8 grand raisin de 480 pages avec 60 planches hors-texte en noir et couleurs. . . . . **100 fr. net**

L E succès de la première édition a été tel que, paru un mois avant la guerre, cet ouvrage s'est trouvé complètement épuisé. Une deuxième édition s'imposait, complétée des nombreux perfectionnements qu'ont rencontrés depuis quelques années la technique de la cystoscopie et du cathétérisme.

Dans cette seconde édition, les auteurs n'ont plus établi de distinction aussi tranchée entre la cystoscopie à vision inversée ou redressée. Le chapitre concernant les notions optiques et l'interprétation des images a été entièrement remanié. Une part importante a été faite à l'urétro-cystoscopie.

Dans la seconde partie de l'ouvrage, la pyélographie, le chapitre de l'exploration fonctionnel et celui des interventions cystoscopiques, ont été entièrement réécrits. On y trouvera les nouveaux appareillages et instrumentation, ainsi que les applications nouvelles concernant les traitements.

Quant au fond et quant au but poursuivi, ils sont restés les mêmes ; — les auteurs ont fourni aux urologues un exposé complet des connaissances endoscopiques : les débutants y trouveront les notions élémentaires. Les spécialistes, en présence d'un cas difficile, y chercheront l'exposé de l'expérience d'autrui. Enfin, les auteurs ont mis, a la portée de tout chirurgien général, les notions nouvelles qui leur permettent, par des explorations très particulières et délicates, d'éviter des erreurs de diagnostic et des complications opératoires.

Henri *HARTMANN*

Professeur de clinique chirurgicale,
Chirurgien de l'Hôtel-Dieu,
Membre de l'Académie de Médecine,
Membre de la Société de chirurgie.

Chirurgie

des Voies Biliaires

TRAVAUX DE CHIRURGIE (5ᵉ SÉRIE)

Avec la collaboration de :

MM. BOPPE, prosecteur ; HAUTEFORT, ancien aide d'anatomie ; PETIT-DUTAILLIS, prosecteur ; RENAUD, médecin des hôpitaux ; ULRICH, chef de clinique adjoint ; VIRENQUE, ancien aide d'anatomie.

1 *volume de 356 pages, avec 87 figures.* . . . . **30 fr. net**

CET ouvrage contient une série de mémoires sur la *Chirurgie des Voies biliaires* : I. Statistique opératoire ; II. Anatomie macroscopique de la vésicule biliaire ; III. Pathogénie de la lithiase biliaire et des cholécystites ; IV. Étude clinique de la lithiase biliaire et des cholécystites ; V. Étude anatomopathologique et biologique des cholécystites ; VI. Résultats expérimentaux de l'ablation de la vésicule biliaire ; VII. Technique des opérations sur les voies biliaires ; VIII. Quelques opérations rarement pratiquées sur les voies biliaires ; IX. Résultats immédiats et éloignés des opérations pratiquées sur les voies biliaires ; X. Les indications opératoires dans les maladies des voies biliaires ; XI. De la maladie décrite sous le nom de kyste idiopathique du cholédoque ; XII. Le cancer de l'ampoule de Vater.

Jean GUISEZ

Diagnostic et Traitement

des Rétrécissements

de

l'Œsophage et de la Trachée

1 volume de 360 pages avec 216 figures et deux planches en couleurs . . . . **30 fr.** net

L'ŒSOPHAGOSCOPIE a modifié considérablement les idées qu'on se faisait jusque-là sur la pathologie œsophagienne et en rendant possible un diagnostic *de visu;* elle a permis d'instituer, dans les cas de rétrécissements de l'œsophage et de la trachée, une thérapeutique nouvelle.

Le Dr Guisez était particulièrement qualifié pour familiariser le médecin avec ces méthodes et ces techniques nouvelles. Vingt ans d'examens, de soins, d'opérations sous l'œsophagoscope, un nombre total d'observations dépassant 2 000 lui assurent, dans ce domaine, une autorité incontestable.

L'œsophagoscope a montré que, sur le vivant, la conformation, l'aspect de l'œsophage semblent tout à fait différents de ce qu'ils sont sur le cadavre.

La physiologie enseigne, en outre, que l'œsophage est un *véritable organe* qui possède un rôle évident dans la déglutition des aliments, en particulier des aliments solides. Le rôle très actif de la bouche œsophagienne; l'existence d'un sphincter supérieur et inférieur d'une fermeture constante de la bouche de l'œsophage en particulier, jettent un jour tout nouveau sur la pathogénie des spasmes, des diverticules et des grandes dilatations dites autrefois idiopathiques de l'œsophage.

S'appuyant sur les données fermes d'un diagnostic précis et d'une pathogénie rationnelle, la thérapeutique des rétrécissements de l'œsophage a fait, elle aussi, de réels progrès. Il est possible, sous endoscopie, de traiter, de façon efficace, les rétrécissements cicatriciels et inflammatoires de l'œsophage et d'instituer, dans le cancer de cet organe, une thérapeutique qui a donné les résultats les plus encourageants.

MASSON ET C⁰ʰ, ÉDITEURS

H. VIGNES
Accoucheur des Hôpitaux de Paris.

Physiologie
Obstétricale
Normale et Pathologique

Préface du Professeur A. COUVELAIRE

1 *volume de 456 pages, avec figures* . . . . **22** fr. **net**

CE livre est une mise au point des données physiologiques susceptibles de guider le clinicien dans l'analyse des états pathologiques qu'il observe chez la femme gravide ou parturiente et dans le choix des moyens thérapeutiques dont ces états pathologiques peuvent être justiciables.

R. SABOURAUD
Laboratoire Municipal de la Ville de Paris
à l'Hôpital Saint-Louis

Entretiens
Dermatologiques

à l'école Lailler (Hôpital Saint-Louis)

SÉRIE NOUVELLE. — PREMIER VOLUME

1 *volume de 336 pages avec 23 figures* . . . . **18** fr. **net**

1° *Affections du cuir chevelu :* Hygiène, alopécies, pitiasis, favus, emploi des alcalis, traitement de la séborrhée.
2° *Dermatologie :* Séborrhéides, streptococcies, diagnostic de la gale, eczémas. les intertrigos mycosiques, leucoplasie idiopathique, ongles marbrés, psoriasis, eczémas, etc.
3° *Vénéréologie :* Prophylaxie, suppositoires mercuriels, particularités de diagnostic, arsénobenzol et mercure, hérédo-syphilis.

MASSON ET C⁰, ÉDITEURS

A.-B. MARFAN,
Professeur à la Faculté de Médecine de Paris
Médecin de l'Hospice des Enfants Assistés,
Membre de l'Académie de Médecine.

Les Affections
des Voies digestives

dans la première enfance

1 volume de 702 pages, avec 39 figures et 2 planches.   **35 fr. net**

Bien que dans la première enfance, l'étude des affections des voies digestives soit étroitement liée à celle de l'Alimentation, l'auteur laisse volontairement de côté tout ce qui s'y rapporte et qui a été exposé dans son *Traité de l'Allaitement*, se bornant à rappeler sur ce point certaines notions capitales.

L'ouvrage s'ouvre par une étude d'ensemble sur l'anatomie pathologique, l'étiologie et la pathogénie, des affections de l'estomac et de l'intestin dans la première enfance suivie d'une classification de ces affections. C'est l'objet de la première partie.

La deuxième partie est consacrée aux *affections avec prédominance des vomissements*, l'auteur étudie complètement l'affection qu'il sépare du rétrécissement congénital du pylore et lui donne le nom de *maladie des vomissements habituels*.

La troisième partie est consacrée aux *affections avec prédominance de la diarrhée*; elle s'ouvre par une étude sur la coprologie du nourrisson et comporte la description des *diarrhées communes* (divisées suivant le mode d'alimentation), de la *diarrhée cholériforme*, *de l'entéro-colite dysentériforme*, *des diarrhées spécifiques et du méléna des nouveau-nés*.

Dans une autre partie, sont traitées les affections avec prédominance de la constipation. On y trouve la description de diverses formes de constipations, en particulier de celle qui vient du mégacôlon.

La cinquième partie est consacrée à l'étude de la dénutrition dans le premier âge, c'est-à-dire de l'hypothrépsie et de l'athrepsie; l'auteur y a développé la condition spéciale de ces états.

Le livre se termine par une étude de l'intolérance du jeune enfant pour le lait et par une discussion sur les rapports de cette intolérance avec l'anaphylaxie.

Lᵗ-Cˡ **ELLIOT R. H.**
Médecin chef Honoraire
de l'hôpital Ophtalmologique de Madras

Ophtalmologie Tropicale

Traduction française par

Dr **COUTELA**
Ophtalmologiste
des Hôpitaux de Paris

Dr **MORRAS**
Ophtalmologiste
de l'Hôpital Marie-Feuillet à Rabat

1 *vol.* in-8° *de* 360 *pages avec* 7 *planches et* 117 *fig.* **30 fr. net**

Dᴬᴺˢ la première section dans laquelle l'auteur expose les causes multiples des maladies des yeux.
Il fait connaître ensuite pour chaque maladie la nature, l'étiologie, l'évolution, les techniques applicables, les complications et indications post-opératoires, la statistique, le traitement et la prophylaxie.

Félix **TERRIEN,**
Professeur agrégé à la Faculté de Médecine de Paris.
Ophtalmologiste de l'Hôpital Beaujon.

Semiologie Oculaire

La Calotte Cornéo-Sclérale

Anatomie — Physiologie — Pathologie

1 *volume de* 260 *pages, avec* 144 *figures.* . . . . . . **25 fr. net**

Pᴼᵁᴿ le spécialiste et pour le médecin général, la calotte cornéo-sclérale est la plus directement accessible. Son examen facile, ses réactions fréquentes permettent de dépister une syphilis, une tuberculose, etc., et donnent souvent des résultats remarquables.

Restant avant tout sur le terrain clinique, l'auteur s'attache à traiter le tableau d'ensemble des différents processus qui se rencontrent dans les affections de la calotte et à en rechercher la valeur semciologique.

F. de LAPERSONNE,
Professeur de Clinique
Ophtalmologique

A. CANTONNET
Ophtalmologiste
de l'Hôpital Cochin

Manuel
de
Neurologie oculaire

DEUXIÈME ÉDITION

1 *volume de* 410 *pages avec* 113 *figures et* 4 *planches en couleurs.* . . . . **20 fr. net**

LES acquisitions considérables de la neurologie oculaire dans ces dix dernières années, la tendance des jeunes générations médicales à approfondir davantage l'étude des problèmes qu'elle soulève, justifient la publication de cette 2ᵉ Édition.

En effet ce livre ne s'adresse pas seulement aux ophtalmologistes et aux neurologistes; il permet aux médecins non spécialistes de reconnaître les manifestations oculaires nerveuses de telle ou telle affection générale.

Les auteurs décrivent les différents appareils nerveux de l'œil : *Appareil oculaire moteur. Appareil oculaire sensoriel.* (Appareil de la vision). *Appareil oculaire sensitif. Appareil oculaire vaso moteur et sécrétoire,* les symptômes de leurs lésions et la séméiologie de ces symptômes. Ils passent en revue les troubles oculaires dans les différentes maladies : *Affections locales ou de voisinage. Affections du système nerveux, de l'appareil digestif, de l'appareil respiratoire, de l'appareil circulatoire et du sang. Affections des reins, de l'appareil génital. Affections dyscrasiques ou par auto-intoxication. Intoxications, maladies infectieuses.*

Dans cette 2ᵉ partie, les auteurs ont créé dans cette édition de nouveaux chapitres pour exposer les connaissances récentes sur les lésions du *grand sympathique, les troubles parkinsonniens. les syndromes hypophysaires, l'encéphalite léthargique, les affections neuro-oculaires familiales, la rétinite azotémique, les avitaminoses.* etc.

MASSON ET Cⁱᵉ, ÉDITEURS

COLLECTION DE PRECIS MEDICAUX

Précis de
Pathologie Médicale

PAR

F. BEZANÇON, Marcel LABBÉ, Léon BERNARD, J.-A. SICARD
A. CLERC, P. Emile WEILL,
PHILIBERT, S.-I. de JONG, A. SÉZARY, Ch. FOIX,
PASTEUR VALLERY-RADOT, G. VITRY, Marcel BLOCH

*Sera complet en 6 volumes qui se vendront br. **120** fr. et cart. **150** fr. Chaque vol. séparément, br. **20** fr., cart. **25** fr.*

TOMES PARUS

TOME II. Maladies de l'appareil respiratoire, par F. Bezançon, professeur à la Faculté de Médecine de Paris, médecin de l'hôpital Boucicaut et S. J. de Jong, médecin des hôpitaux de Paris.

1 *volume de 566 pages avec 85 figures et 2 planches en couleurs.*

TOME IV. Maladies du sang et des organes hématopoïétiques, par P. Emile Weill, médecin de l'Hôpital Tenon et Marcel Bloch, chef de Laboratoire à la Faculté de Paris.

Maladies des reins, par Pasteur Vallery-Radot, médecin des Hôpitaux de Paris.

1 *volume de 628 pages, 150 figures, 4 planches en couleurs.*

TOME V. Maladies de l'appareil digestif et de la nutrition, par Marcel Labbé, professeur à la Faculté de Médecine de Paris, médecin de l'hôpital de la Charité et G. Vitry, ancien chef de clinique à la Faculté de Médecine de Paris.

1 *volume de 790 pages, 316 figures, 2 planches en couleurs.*

AUTRES TOMES A PARAITRE

Tome I. Maladies Infectieuses et Intoxications par F. Bezançon, Philibert, Léon Bernard.

Tome III. Maladies du cœur et des vaisseaux par M. A. Clerc.

Tome VI. Maladies du Système nerveux par M. Sicard et Ch. Foix. Glandes endocrines par A. Sezary.

COLLECTION DE PRECIS MEDICAUX

G.-H. ROGER
Professeur à la Faculté de Médecine de Paris

Introduction à l'Étude de la Médecine ==

7ᵉ *édition.* 1 *vol. de* 812 *pages, broché.* **22** fr. net; *cartonné.* **25** fr. net

G. WEISS
Professeur à la Faculté de Paris.

Précis de Physique biologique ==

5ᵉ *édition,* 576 *pages,* 584 *figures.*   Broché. . . . . . . **18** fr. net
                               Cartonné. . . . . . **22** fr. net

M. ARTHUS
Professeur de Physiologie à l'Université de Lausanne.

Précis de Physiologie ==

6ᵉ *édition.* 1 *vol. de* 978 *pages et* 326 *figures.* Broché. . . **25** fr. net
                                Cartonné. . **28** fr. net

M. ARTHUS

Précis de Chimie physiologique ==

9ᵉ *édition.* 1 *vol. de* 452 *pages,* 115 *fig., et* 5 *planches.*
Broché. . **20** fr. net; *Cartonné* . . **22** fr. net

M. ARTHUS

Précis de Physiologie Microbienne ==

1 *vol. de* 408 *pages.* Broché . **17** fr. net   *Cartonné.* . **19** fr. net

M. LAMBLING
Professeur à la Faculté de Médecine de Lille.

Précis de Biochimie ==

Édition, 1 *vol. de* 408 *pages.* Br . . . **25** fr. net   Cart. **27** fr. net

F. BEZANÇON
Professeur à la Faculté de médecine de Paris.

Précis de Microbiologie Clinique ==

3ᵉ *édition.* 600 *pages,* 200 *figures,* 7 *planches en couleurs.*
Broché. . . . **30** fr. net —*Cartonné.* . . . **35** fr. net

COLLECTION DE PRÉCIS MÉDICAUX (Suite)

Précis de Pathologie Chirurgicale

PAR MM.

**P. BÉGOUIN, H. BOURGEOIS, P. DUVAL, GOSSET,
E. JEANBRAU, LECENE, LENORMANT, R. PROUST, TIXIER**

TROISIÈME ÉDITION, REVUE ET AUGMENTÉE

TOME I. — Pathologie chirurgicale générale, Tissus, Crâne et Rachis. 1152 *pages et* 387 *figures*.

TOME II. — Tête, Cou, Thorax. 890 *pages et* 385 *figures*.

TOME III. — Glandes mammaires, Abdomen, Appareil génital de l'homme, 1068 *pages et* 320 *figures*.

TOME IV. — Appareil urinaire, Gynécologie, Fractures et luxations, Affections des membres, 1162 *pages et* 384 *figures*.

Prix de chacun des volumes : Broché. **25** fr. **net** *Cartonné toile.* **28** fr. **net**

H. ROUVIÈRE
Professeur agrégé, Chef des travaux anatomiques à la Faculté de Médecine.

Précis d'Anatomie et Dissection ═

Tome I. — 3ᵉ édition : Tête, cou, membre supérieur.
Tome II. — 3ᵉ édition : Thorax, abdomen, bassin, membre inférieur.
Chaque volume. . . . . *Broché* **22** fr. **net**; *cartonné* **25** fr. **net**

POIRIER
Professeur d'Anatomie à la Faculté.

BAUMGARTNER
Ancien Prosecteur

Précis de Dissection ═

4ᵉ *édition.* 1 vol. de XXIII-360 pages, avec 241 figures dans le texte
Broché . . . . **10** fr. **net** ; cartonné . . . . . **12** fr. **net**

Aug. BROCA
Professeur d'opérations et appareils à la Faculté de Médecine de Paris.

Précis de Médecine Opératoire ═

2ᵉ *édition.* 510 *figures dans le texte, broché.* . . . . **14** fr. **net**
cartonné . . . . . **16** fr. **net**

COLLECTION DE PRÉCIS MÉDICAUX (Suite)

M. LANGERON
Chef de Laboratoire à la Faculté de Médecine de Paris.

Précis de Microscopie ═

3ᵉ édition. 1 vol. de 916 pages avec 292 figures. Broché. . . **30** fr. **net**

Cartonné. . **34** fr. **net**

L. BARD
Professeur de clinique médicale à l'Université.

Précis d'Examens de Laboratoire *employés en Clinique*

4ᵉ édition. 1 vol. in-8 de 830 pages avec 162 figures. Broché. **32** fr. **net**

Cartonné. **35** fr. **net**

A. RICHAUD
|Professeur agrégé à la Faculté de Médecine de Paris..
Docteur ès sciences.

Précis de Thérapeutique et Pharmacologie ═

5ᵉ édition. 1 vol. de 1016 pages, broché. **27** fr. **net**; *cartonné.* **30** fr. **net**

J. COURMONT
Professeur d'hygiène à la Faculté de Médecine de Lyon.

Précis d'Hygiène ═

2ᵉ édition, revue par Paul COURMONT, *prof. d'hygiène à la Fac. de Lyon, et A.* ROCHAIX, *professeur agrégé à la Faculté de Médecine de Lyon.*

1 vol. de 880 pages avec 227 figures. Broché **32** fr. **net**. *Cartonné* **35** fr. **net**

NOBÉCOURT
Professeur à la Faculté de Médecine de Paris.

Précis de Médecine des Enfants ═

4ᵉ édition

1 vol. de 1024 pages avec figures. Broché. **30** fr. **net** *Cart.* **34** fr. **net**

V. MORAX

Précis d'Ophtalmologie ═

3ᵉ édition. 1 vol. avec 450 figures et 4 planches en couleurs.
Broché. . . . **34** fr. **net**; *cartonné.* . . . . . **37** fr. **net**

J. DARIER
Médecin de l'hôpital Broca.

Précis de Dermatologie ═

3ᵉ édition. 1 vol. avec figures. . . . . *En réimpression.*

COLLECTION DE PRÉCIS MÉDICAUX (Suite)

Ét. MARTIN
Professeur à la Faculté de Médecine de Lyon.

Précis de Déontologie === et Médecine professionnelle

2ᵉ *édition.* 1 *vol. de* 344 *pages. Br.* **13** fr. net   *Cart.* **15** fr. **net**

LACASSAGNE
Professeur de médecine légale
à l'Université de Lyon.

Étienne MARTIN
Professeur
à la Faculté de Médecine de Lyon.

Précis de Médecine Légale ===

3ᵉ *édition.* 1 *vol. de* 752 *pages, avec* 115 *fig.*   Broché . . . **27** fr. net
Cartonné . . **30** fr. net

L. LANDOUZY   Léon BERNARD

Eléments d'Anatomie
et de Physiologie Médicales

DEUXIÈME ÉDITION PUBLIÉE SOUS LA DIRECTION DE L. BERNARD,
Professeur à la Faculté de Médecine de l'Université de Paris.

PAR MM.

LÉON BERNARD, GOUGEROT, HALBRON, S. I. DE JONG,
LAEDERICH, LORTAT-JACOB, SALOMON, SÉZARY, VITRY

1 *vol. de* 867 *pages avec* 337 *fig. et* 4 *pl. en couleurs.* **50** fr. **net**

P.-J. MORAT
Professeur
à l'Université de Lyon.

Maurice DOYON
Professeur adjoint
à la Faculté de Médecine de Lyon.

Traité de Physiologie

Tome I. — **Fonctions élémentaires** . . . . **18** fr. net

Tome III. — **Fonctions de nutrition.** — Circul. — Calorif. **15** fr. net

Tome IV — **Fonctions de nutrition** (*suite et fin*). — Respiration,
excrétion. — Digestion, absorption, avec 167 figures . . **15** fr. net

Tome V ET DERNIER. — **Fonctions de relation et de reproduction**
1 *vol. gr. in-*8 *avec* 221 *figures en noir et en couleurs.* **28** fr. net

---

G. ROUSSY
Professeur agrégé,
Chef des Travaux d'Anatomie pathologique
à la Faculté de Paris.

I. BERTRAND
Externe des Hôpitaux de Paris,
Moniteur des Travaux pratiques d'anatomie
pathologique.

Travaux pratiques
d'Anatomie Pathologique

en quatorze séances

2ᵉ édition, 240 pages, 114 figures . . . . **12** fr. **net**

Gustave ROUSSY
Professeur agrégé.
Chef des Travaux d'anatomie pathologique

Roger LEROUX
Moniteur des Travaux pratiques
d'Anatomie pathologique

Diagnostic des Tumeurs

TRAVAUX PRATIQUES D'ANATOMIE PATHOLOGIQUE 2ᵉ SÉRIE

1 vol. de 352 pages avec 129 figures. . . . . **25** fr. **net**

Christian CHAMPY
Professeur agrégé à la Faculté de Médecine de Paris.

Manuel d'Embryologie

1 *vol. de* 216 *pages avec* 200 *fig. originales et* 6 *pl. en coul.* **12** fr. **net**

H. BULLIARD
Préparateur d'Histologie à la Faculté de Paris.

Ch. CHAMPY
Professeur agrégé à la Faculté de Paris

Abrégé d'Histologie

VINGT LEÇONS AVEC NOTIONS DE TECHNIQUE

TROISIÈME ÉDITION REMANIÉE

1 *vol. de* 356 *pages avec* 207 *fig. et* 6 *planches en couleurs.* **15** fr. **net**

G. LAURENS

4° Édition

Oto-Rhino-Laryngologie
du Médecin praticien

1 vol. in-8 de 468 p. avec 593g., rel. carton souple. **22** fr. net

---

Gaston LYON

Consultations pour les
Maladies des Voies digestives

1 vol. de 300 pages, relié carton souple. . . . . . . **16** fr. net

---

FLORAND et GIRAULT

Diagnostic et Traitement
des affections du tube digestif

1 volume de 412 pages, 62 figures. . . . . **18** fr. net

---

Dr Alb. TERSON

2° Édition

Ophtalmologie
du Médecin praticien

1 vol. in-8 de 550 p. avec 356 fig.. . . . . **26** fr. net

---

M. DIDE et P. GUIRAUD

Psychiatrie
du Médecin praticien

1 vol. de 416 pages in-8 avec planches hors texte. . **20** fr. net

A-C. GUILLAUME

Les Occlusions aiguës et sub-aiguës de l'Intestin

Clinique, expérimentation, thérapeutique

1 volume de 304 pages avec 21 figures. . . . . **12 fr. net**

T. DE MARTEL   Édouard ANTOINE

Les fausses appendicites

Étude clinique, radiologique et thérapeutique des Syndromes douloureux du cæcum et du côlon proximal

1 volume de 184 pages avec 29 figures et 10 planches. . . **10 fr. net**

Louis TIMBAL
Ancien chef de clinique médicale.
Préparateur à la Faculté de médecine de l'Université de Toulouse.

Les diarrhées chroniques

Étude clinique, coprologique et thérapeutique

1 volume de 270 pages avec figures. . . . . **12 fr. net**

R. GOIFFON

Manuel de Coprologie Clinique

1 vol. de 232 pages, 36 fig., 2 pl. en couleurs. . . . . **12 fr. net**

M. LOEPER
Médecin de l'Hôpital Tenon.

Leçons de Pathologie digestive

(CINQUIÈME SÉRIE)

1 volume de 348 pages avec 53 figures. . . . . . . **15 fr. net**

---

(32)

André THOMAS
Médecin de l'Hôpital Saint-Joseph.
Vice-Président de la Société de Biologie.

Le Réflexe Pilo-Moteur

Etude Anatomo-Clinique sur le Système Sympathique

1 *volume de 242 pages avec 74 figures et 12 planches en noir et en couleurs.* . . . . **25** fr. net

---

H. C. HALL
Chef de Laboratoire à l'Institut Sérothérapique de l'Etat Danois.

La Dégénérescence Hépato-Lenticulaire ═

MALADIE DE WILSON — PSEUDO-SCLÉROSE

1 *volume de 362 pages avec 44 figures* . . . . . . **20** fr. net

---

Prof. VIGGO CHRISTIANSEN
Médecin de l'Hôpital Royal de Danemark.

Les Tumeurs du Cerveau ═

1 *vol. de 353 pages avec 100 figures.* . . . . **25** fr. net

---

Mᵐᵉ ATHANASSIO-BENISTY

Les Lésions des Nerfs. Traitement et Restauration

1 *vol. de 158 pages in-8, avec 66 figures.* . . . . **7** fr. net

---

BALTHAZARD, CESTAN, CLAUDE, MACAIGNE, NICOLAS, VERGER

PRÉCIS DE PATHOLOGIE INTERNE   TOME IV

Système Nerveux ═ Par MM. CESTAN et VERGER

3ᵉ Édition 1 *vol. de 916 pages, avec 113 figures, cart.* **28** fr. net

---

André BARBÉ
Médecin Aliéniste des Hôpitaux de Paris

Examen des Aliénés ===

1 *vol. de* 178 *pages.* . . . . **8 fr. net**

COURTOIS-SUFFIT   René GIROUX

La Cocaïne === *Étude d'Hygiène sociale et de Médecine légale.*

1 *vol. in-8 de* 228 *pages* . . . . **4 fr. 50 net**

Dr Francis HECKEL

La Névrose d'Angoisse et les Etats d'émotivité anxieuse ===

1 *vol. gr. in-8 de* 535 *pages* . . . . **10 fr. net**

Drs DEVAUX et LOGRE

Les Anxieux (Étude clinique) ===

1 *vol. in-8 de* 256 *pages.* . . . . **5 fr. net**

P. DUBOIS (de Berne)

L'éducation de soi-même ===

1 *vol. in-8 de* 265 *pages. (Septième édition).* . . . . **8 fr. net**

P. NOBÉCOURT
Professeur à la Faculté de Médecine de Paris
Médecin de l'hôpital des Enfants Malades.

Précis de
Médecine des Enfants

QUATRIÈME ÉDITION

1 *vol. de* 1022 *pages avec* 229 *figures*. . .   *Broché*.   **30** fr. **net**
                                             Cartonné.   **34** fr. **net**

P. NOBÉCOURT
Professeur agrégé à la Faculté de Médecine de Paris.
Médecin des Hôpitaux.

Conférences pratiques
sur l'alimentation
des Nourrissons

1 *volume de* 318 *pages*. — 3ᵉ *édition remaniée*. . .   **18** fr. **net**

P. NOBÉCOURT   **G. SCHREIBER**
Professeur de Clinique médicale des Enfants   Ancien interne des Hôpitaux de Paris,
à la Faculté de Médecine de Paris.   ancien chef de Clinique infantile

Hygiène sociale
de l'Enfance

1 *vol. de* 600 *pages avec* 129 *figures dans le texte*.   **30** fr. **net**

E. LESNÉ   **L. BINET**

Physiologie Normale et Pathologique
du Nourrisson

1 *vol. de* 297 *pages*. . . . .   **18** fr. **net**

---

(37)

Précis de
Technique Opératoire

PAR LES PROSECTEURS DE LA FACULTÉ DE MÉDECINE DE PARIS

Pratique courante et Chirurgie d'urgence, par V. VEAU. 6ᵉ édit., 331 *fig.* — *Broché* **6** *fr. Cartonné* **7** *fr.* **50**

Tête et cou, par CH. LENORMANT. 5ᵉ *édition*, 247 *fig.* — *Br.* **6** *fr. Cartonné* **7** *fr.* **50**

Thorax et membre supérieur, par A. SCHWARTZ. 4ᵉ *édition*, 199 *fig.* — *Broché* **6** *fr. Cartonné* **7** *fr.* **50**

Abdomen, par M. GUIBÉ. 5ᵉ *édition*, 242 *fig.* — *Br.* **10** *fr. Cartonné* **12** *fr.* **50**

Appareil urinaire et appareil génit. de l'homme, par P. DUVAL. 5ᵉ *édit.*, 234 *fig.* — *Broché* **6** *fr. Cartonné* **7** *fr.* **50**

NOUVELLE SÉRIE

Appareil génital de la femme, par R. PROUST. 5ᵉ *édition*, revisée par le Dʳ CHARRIER, prosecteur à la Faculté de Médecine de Paris. — *Broché* **10** *fr. Cartonné* **12** *fr.*

Membre inférieur, par GEORGES LABEY. 5ᵉ *édition revisée par le* Dʳ J. LEVEUF, *prosecteur à la Faculté de Paris.* — *Broché* **10** *fr. Cartonné* **12** *fr.*

Chirurgie réparatrice
et orthopédique

APPAREILLAGE ET INVALIDITÉS

OUVRAGE PUBLIÉ SOUS LA DIRECTION DE MM.

JEANBRAU, NOVÉ-JOSSERAND et OMBRÉDANNE

2 vol. in-8, *formant ensemble* 1340 *pages avec* 1040 *fig.* **80** *fr.* net

F. LEJARS

Traité de
Chirurgie d'urgence

HUITIÈME ÉDITION

1 vol. de 1120 pages, gr. in-8°, avec 1100 figures et 20 planches.
Broché, sous couverture forte . . . . **75** fr. **net**
Relié toile, en deux volumes . . . . **90** fr. **net**

Th. TUFFIER
Professeur agrégé
à la Faculté de Médecine de Paris.

P. DESFOSSES
Chirurgien
de l'hôpital Britannique à Paris.

Petite Chirurgie pratique

6ᵉ édition revue. 1 vol. de 732 pages, 425 figures . . . . **32** fr. **net**

Aug. BROCA
Professeur d'opérations et d'appareils à la Faculté de Paris.

Chirurgie Infantile

1 vol. in-8 jésus de 1136 pages avec 1259 figures, cartonné **32** fr. **net**

Léon BÉRARD
Professeur de clinique chirurgicale.

Paul VIGNARD
Chirurgien de la Charité (Lyon).

L'Appendicite (Étude clinique et critique)

1 vol. gr. in-8 de 888 pages avec 158 figures dans le texte. **20** fr. **net**

A. MATHIEU   L. SENCERT   Th. TUFFIER
J. CH.-ROUX   ROUX-BERGER   F. MOUTTER

Traité Médico-Chirurgical des Maladies
de l'Estomac et de l'Œsophage

1 vol. gr. in-8 de 934 pages avec 300 figures dans le texte. **25** fr. **net**

Robert HENRY **André DEMONCHY**

Manuel d'Urétroscopie

1 vol. de 116 p., 56 fig. et 30 fig. hors texte en couleurs. **25** fr. net

---

Dʳ ARCELIN

L'Exploration radiologique des Voies Urinaires

1 vol. gr. in-8 de 175 pages avec fig. et 6 planches hors texte.. **8** fr. net

---

P. RUDAUX
Accoucheur de la maternité de l'hôpital Boucicaut.

Précis d'Anatomie, de Physiologie et de Pathologie élémentaires

4ᵉ édition. 1 vol. de 828 pages avec 580 figures. . . . . . **24** fr. net

---

Mˡˡᵉ CHAPTAL
Directrice de la Maison-école des infirmières privées

Le Livre de l'Infirmière

Adaptation de l'ouvrage anglais de Miss OXFORD

1 volume de 348 pages. 2ᵉ édition augmentée . . . . . . **10** fr. net

---

J. BROUSSES

Manuel technique de Massage

5ᵉ édition. 1 vol. de 386 p. avec 85 figures dans le texte. **12** fr. net

---